Gesunde und Optimale Ernährung in der Schwangerschaft

Ratgeber & Kochbuch mit 150 leckeren Rezepten inkl. gratis Tagesplaner

Christine Rosenstein

1. Auflage

2020

W0213296

© Alle Rechte vorbehalten

Inhaltsverzeichnis

Hauptspeisen für Mittag und Abendessen ... 141

Einleitung

Wenn Sie dieses Buch in Ihren Händen halten, gehören Sie mit großer Wahrscheinlichkeit zu den Frauen, die aktuell das Wunder einer Schwangerschaft am eigenen Leib miterleben dürfen. Herzlichen Glückwunsch! Es gibt wahrscheinlich kaum ein Ereignis im Leben einer Frau, was so prägend und erstaunlich ist wie das heranwachsende Leben im eigenen Bauch.

Ihr Körper verändert sich, die Hormone spielen im positivsten Sinne verrückt und irgendwie ist man erstaunt, wie sich der eigene Körper auf einmal verändert und wie er sich plötzlich verhält. Was für eine spannende Zeit! Morgendliche Übelkeit, Erschöpfung und andauernde Müdigkeit sind nur einige Begleiterscheinungen, die Sie gerade zu Beginn durchaus einige Wochen, bzw. Monate begleiten können.

Sollte es Ihre erste Schwangerschaft sein, sind Sie ganz sicher aufgeregt und fragen sich nun, was Sie selbst dazu beitragen können, um sich und Ihrem Baby eine möglichst unkomplizierte Schwangerschaft und Ihrem Kind den bestmöglichen Start in sein Leben zu ermöglichen. Vielleicht mischt sich auch ein wenig Angst und Unsicherheit darunter, etwas falsch zu machen. Keine Sorge- das ist alles normal und gehört auch ein wenig zu dem Prozess des Mutterwerdens dazu.

Ich freue mich, dass ich Sie auf diesem ganz besonderen Lebensabschnitt unterstützen und in Form dieses Ratgebers begleiten darf. Die Informationen, die Sie in diesem Buch erhalten, werden Ihnen ganz bestimmt schon zahlreiche Fragen beantworten und Ihnen mehr Sicherheit geben, wie Sie sich nun am besten verhalten sollten.

Erfahren Sie auf den folgenden Seiten, welch großen Einfluss Ihre Ernährung und Ihr Verhalten auf die gesunde Entwicklung Ihres Babys hat. Einiges wird Ihnen sicher schon bekannt sein, aber ganz sicher werden Sie auch Wissenswertes erfahren, was Sie bislang noch nicht wussten. Tauchen Sie ein in die Welt der Vitamine und Nährstoffe, Fette und Mineralstoffe und erfahren Sie, welche davon Ihr Körper gerade jetzt so dringend benötigt.

Sie haben die Befürchtung, dass Sie von Heißhungerattacken, Sodbrennen und Rückenschmerzen geplagt werden könnten? Hier finden Sie hilfreiche Tipps, was Sie selbst dagegen tun können. Ausführlich und verständlich erklärt, finden Sie in diesem Ratgeber nicht nur die optimale Ernährung in den drei Trimestern, sondern erfahren auch, welche Probleme während der Schwangerschaft auftreten können (nicht müssen) und wie Sie sich selbst oft schon mit kleinen Maßnahmen auch leicht selbst helfen können.

Seien Sie gespannt, welche Lebensmittel Sie in dieser besonderen Phase Ihres Lebens unbedingt zu sich nehmen und welche wiederum Sie auf jeden Fall meiden sollten, um Ihre Gesundheit und die Ihres Kindes zu schützen und seine Entwicklung bestmöglich zu fördern.

Wir räumen hier ein für alle Mal auf mit dem Mythos, in der Schwangerschaft müsse man „für 2“ essen und betrachten in dem Zuge auch gleich einmal den Punkt „Gewichtszunahme“. Denn diese geht ja unweigerlich mit einer Schwangerschaft einher. Sie möchten all das theoretische Wissen am liebsten sofort in Ihren Alltag integrieren, aber wissen nicht wirklich wie? Nichts leichter als das! Neben all den wertvollen Informationen finden Sie auch zahlreiche leckere und einfache Rezepte, die Sie während Ihrer Schwangerschaft unkompliziert selbst zubereiten können. Das ist quasi „Learning by doing“ in seiner Reinform!

Auf dieses und noch vieles mehr können Sie sich auf den folgenden Seiten freuen. Genießen Sie die vor Ihnen liegende, spannende Zeit und bereiten Sie sich mit einer optimalen Ernährung in der Schwangerschaft auf das heranwachsende Leben in Ihrem Bauch vor.

Viel Spaß beim Lesen, Lernen und Ausprobieren wünscht Ihnen

Christine Rosenstein

Warum gesunde Ernährung so wichtig ist

Im Grunde wissen wir es alle und es ist nahezu in aller Munde: Eine gesunde Ernährung ist das A und O, möchte man gesund, fit und vital werden, bzw. bleiben. Nährstoffreich sollte sie sein, wenig Zucker und Fett enthalten, dafür viele Vitamine, Proteine und Ballaststoffe. Das ist alles schon hinlänglich bekannt und damit sage ich Ihnen garantiert auch nichts Neues.

Befindet man sich als Frau aber nun jedoch in dieser spannenden Phase einer Schwangerschaft, bekommt das Thema Ernährung noch einmal eine ganz andere Bedeutung. Nun nämlich ist die Frau nicht mehr nur für Ihre eigene Gesundheit verantwortlich, sondern auch für die des ungeborenen Lebens in Ihrem Leib. Das ist in der Tat schon eine ordentliche Herausforderung.

Alles, was die angehende Mutter an flüssiger und fester Nahrung zu sich nimmt, geht durch die Nabelschnur nämlich unweigerlich auch auf das ungeborene Kind über. Im besten Fall erhält das Kleine auf diesem Wege nun das Optimum an allen Nährstoffen, die es für das Heranreifen und Wachsen im Mutterleib benötigt. Diese können, je nachdem in welcher Phase der Schwangerschaft sich die Frau gerade befindet, schon mal variieren. Hier gilt es nun ein ausgewogenes Mittelmaß an Nährstoffen zu finden, um den Bedarf von Mutter und Kind gleichermaßen zu decken.

Die Betonung liegt hier auf „ausgewogen". Es hält sich oft tatsächlich noch der Irrglaube, dass Frauen, die schwanger sind, für die kommenden neun Monate auch für 2 Personen essen müssen, d. h. sie haben die „Erlaubnis", die doppelte Menge an Speisen zu verputzen. Dem ist aber keineswegs so! Zügelloses Essen ist nun tatsächlich eher fehl am Platz und kann sich sogar negativ auf Ihre Gesundheit und die Ihres Kindes auswirken. Die Devise lautet vielmehr: Nicht für 2 **essen**, dafür aber für 2 **denken**! Mit „denken" ist hier der verantwortungsbewusste Umgang mit der Ernährung gemeint. Mit ihr haben Sie nämlich einen ganz entscheidenden Hebel in der Hand, um Ihrem Kind einen gesunden Start ins Leben zu ermöglichen.

Wichtig: Nicht für 2 essen, aber für 2 denken!

Bei einer ausgewogenen, gesunden und abwechslungsreichen Ernährung steht primär die Qualität und nicht die Quantität im Fokus. Vielen Frauen ist anfangs nicht bekannt, dass sich der Energiebedarf und folglich die Anzahl der Kilokalorien (kcal) sich spürbar erst in der zweiten Hälfte der Schwangerschaft erhöhen. Dann nämlich, wenn das Kind ordentlich zu wachsen anfängt und folglich auch an Gewicht zunimmt. Womit wir auch schon beim nächsten Punkt sind: die Gewichtszunahme!

Bei einer normal verlaufenden Schwangerschaft erhöht sich das Gewicht der angehenden Mutter um 10 bis 14 Kilogramm. Dies ist zum einen natürlich dem Gewicht des Kindes geschuldet, aber auch das Blutvolumen hat sich erhöht, das Fruchtwasser, die Plazenta, und die Zunahme des Gewebes von Gebärmutter und Brüsten wiegen natürlich auch so einiges.

Der Energiebedarf während der Schwangerschaft pro Tag erhöht sich um 250-300 kcal gegenüber dem Bedarf außerhalb einer Schwangerschaft. Das ist nicht sonderlich viel, wenn man sich vor Augen hält, dass 100 Gramm Vollkornbrot schon knapp 300 kcal enthalten.
In den ersten zwei Schwangerschaftsdritteln erhöht sich die Gewichtszunahme der Frau um ca. 300 Gramm pro Woche; im letzten Drittel beträgt diese dann um die 500 Gramm pro Woche.

Wichtig: Qualität statt Quantität!

Viel wichtiger als die Menge der Nahrungsmittel sind nunmehr die Nährstoffe, die dem Körper zugeführt werden. Das Kind wird sich von der Mutter das holen, was es braucht. Hier ein ausgewogenes Verhältnis zu erlangen ist unabdingbar, um eine gesunde Entwicklung des Babys zu fördern. Bedenkt man, dass der Körper der Frau hier gerade absolute Höchstleistung vollbringt, ist es extrem wichtig, ihm nun alles an Nährstoffen zuzuführen, die ihn bei der Entwicklung des neuen Lebens unterstützen können. Schließlich gilt es nun, einen komplett neuen Menschen zu entwickeln: Herz, Leber, Nieren und Co, Nerven, Gehirn und Augen,... All das muss innerhalb von wenigen Monaten bis zu einem gewissen Grad herangereift sein, damit der kleine Mensch gesund das Licht der Welt erblicken kann.

Auch wenn Sie zu den Frauen gehören, die Zeit Ihres Lebens immer mal wieder mit Ihrem Gewicht gehadert haben, sollte eine gewichtsreduzierende Diät während der Schwangerschaft ein absolutes Tabu sein. Nun gilt es nicht, dem Körper Nährstoffe zu entziehen, sondern ihm vielmehr die Richtigen in einer angemessenen Menge zukommen zu lassen.

Doch worauf genau kommt es im Einzelnen denn nun an, wenn von einer ausgewogenen Ernährung die Rede ist? Auf welche Nährstoffe sollten Sie nun genau achten, wie/ womit können Sie diese aufnehmen und was sollten Sie vielleicht sogar lieber meiden? Erlaubt ist was schmeckt. Dies ist zwar ein toller Spruch, aber gerade in der Schwangerschaft gibt es tatsächlich durchaus Lebensmittel, die Krankheitserreger übertragen können und Ihre, bzw. auch die Gesundheit Ihres Babys erheblich gefährden können.
Wenn Sie sich an einige „Verhaltensregeln“ halten, können Sie diese Gefahren aber sehr gut umgehen. Bevor wir uns diesem Thema widmen, möchte ich Ihnen ganz gern einmal einen Rundumblick über die Nährstoffe in der Ernährung geben. Dieses Wissen hilft Ihnen im weiteren Verlauf nämlich weiter, um einige Zusammenhänge besser zu verstehen.
Darum lassen Sie uns nun eintauchen in die geheime Welt der Nährstoffe!

Die geheime Welt der Nährstoffe

Sicher haben Sie den Begriff „Nährstoffe“ schon oft gehört. Selbst in diesem Buch haben wir ihn bereits schon einige Male verwendet. Doch was genau verbirgt sich eigentlich dahinter? Welche Stoffe sind davon betroffen und wo stecken sie überall drin? Und noch viel wichtiger: Auf welche sollten Sie gerade während Ihrer Schwangerschaft insbesondere achten und wie können Sie diese am besten zu sich nehmen?

Schaut man sich die Definition einmal an, ist ein „Nährstoff“ nicht mehr (aber auch nicht weniger) als ein Stoff, von dem sich Organismen ernähren können.
Davon sind organische und anorganische Stoffe betroffen, die für die Lebenshaltung von Menschen notwendig und wichtig sind, um Energie im Körper zu generieren. Nährstoffe werden über die Nahrung aufgenommen und anschließend im Organismus durch aufwendige Prozesse verstoffwechselt. So gelangen alle Stoffe in genau die Körperteile und Zellen, wo sie benötigt werden. Ganz schön clever ausgedacht von Mutter Natur, oder?

Nährstoffe lassen sich in die Unterkategorien Kohlenhydrate, Eiweiße, Fette, Spurenelemente / Mineralstoffe und Vitamine aufteilen. Was nun wozu gehört und wo sie überall versteckt sind, fragen Sie sich? Genau das schauen wir uns im Einzelnen nun einmal genauer an.

Kohlenhydrate

Kohlenhydrate sind der „Kraftstoff“ unseres Organismus und unterstützen unsere Muskel- und Gehirnarbeit. Das ist auch während einer Schwangerschaft nicht anders. Gerade jetzt benötigt Ihr Kind Kohlenhydrate um wachsen und reifen zu können. Allerdings sollten Sie darauf achten, dass die tägliche Portion an Kohlenhydraten nicht dauerhaft zu groß ausfällt, da dies unter Umständen dazu führen kann, dass Ihr Baby sehr schnell wächst und infolge dessen sehr groß wird. Dies kann wiederum für Sie beide negative gesundheitliche Auswirkungen haben.

Unterschieden wird zwischen minder- und hochwertigen Kohlenhydraten.
Minderwertige Kohlenhydrate stecken zum Beispiel im Haushalts- oder Fruchtzucker. Nehmen wir diesen Zucker zu uns, gelangt er sofort in die Blutbahn und steht unserem Organismus somit sehr schnell zur Verfügung. Eine separate Aufspaltung des Zuckers ist nicht extra erforderlich. Der Blutzucker schnellt sofort in die Höhe und sorgt für einen kleinen, kurzfristigen Energieschub und der kleine Durchhänger, den man gerade noch hatte, ist damit schnell passé.
Allerdings hält dieser energetische Aufschwung nicht lange an und wirklich lange satt machen die Nahrungsmittel mit einfachen Kohlenhydraten auch nicht. Im Gegenteil: Der Blutzuckerspiegel fällt nach einiger Zeit wieder rapide ab, was sich durch eine Heißhungerattacke und erneute Lust auf Süßes bemerkbar macht.

Weißer Haushaltszucker wirkt sich nicht nur negativ auf die Bakterien in unserer Darmflora aus, er liefert auch keinerlei Vitamine und Mineralien, die u. a. auch für eine funktionierende Verdauung sehr wichtig sind. Es handelt sich hier tatsächlich um „leere" Kohlenhydrate, die man seinem Körper zuführt.

Viel sinnvoller ist es dagegen, mehr von den „guten" Kohlenhydraten aufzunehmen.
Diese müssen nach der Nahrungsaufnahme aber erst einmal vom Körper, Stück für Stück, in separate Zuckerbausteine zerlegt werden. Erst dann können sie weiter verwertet werden.
Dies hat den großen Vorteil, dass wir uns länger satt fühlen. Und das unabhängig davon, ob eine Schwangerschaft vorliegt oder nicht.
Darum macht es auf jeden Fall Sinn, möglichst hochwertige Kohlenhydrate zu sich zu nehmen. Diese finden sich zum Beispiel in **Hülsenfrüchten**, **Obst**, **Gemüse** und **Getreide**. Neben Zucker bekommt der Körper hier auch gleich eine gute Portion an wichtigen Vitaminen, Mineralstoffen und Spurenelementen, die lebenswichtig für einen gesunden Organismus sind.

Inzwischen wird auf dem Markt einiges an Zucker- und Süßungsvarianten angeboten, die den Haushaltszucker ersetzen sollen.
Süßstoff beispielsweise wird zu den Lebensmittelzusatzstoffen gezählt, hat überhaupt keinen Nährwert und wird vom Körper unverändert wieder ausgeschieden.

Zuckerersatzstoffe finden sich in zuckerfreien Getränken und Lebensmitteln und hören auf die unaussprechlichen Namen Cyclamat, Aspartam, Acesulfam, Neohesperidin oder Saccharin. Sie haben einen extrem intensiven süßen Geschmack und schaden, in Maßen zu sich genommen, der Schwangerschaft nicht.

Der Verzehr von Zuckeraustauschstoffen, wie zum Beispiel Mannit, Isomalt, Xylit, Sorbit, Maltit und Laktit sollte jedoch mit Vorsicht genossen werden.
Sie können nicht vollständig vom Dünndarm aufgenommen werden und gelangen somit quasi unverändert in den Dickdarm. Dort binden diese Stoffe Wasser und können, bei übermäßigem Verzehr, zu Durchfall, Blähungen und Bauchkrämpfen führen. Im ungünstigsten Fall kann dies sogar wehenauslösend wirken.

Wenn all diese Süßungsmittel nun nicht wirklich empfehlenswert sind, was bleibt Ihnen dann noch? Keine Sorge, verzichten müssen Sie während Ihrer Schwangerschaft auch auf Süßes nicht!

Sollten Sie zu den Frauen gehören, die eine besondere Schwäche für süße Speisen haben, dann lassen Sie am besten den weißen Haushaltszucker und die anderen oben genannten Alternativen links liegen und greifen Sie während Ihrer Schwangerschaft lieber zu Süßungsmittel wie bspw. Agavendicksaft, Ahornsirup, Rohrohrzucker, Mascobado oder Ursüße (getrockneter Zuckersaft).

Eiweiße (Proteine)

Gerade während der Schwangerschaft hat Ihr Körper einen erhöhten Eiweißbedarf, um das Wachstum Ihres Kindes zu fördern. Eiweiße, auch Proteine genannt, sind der Baustein jeder Zelle und somit unabdingbarer Bestandteil für eine gesunde Ernährung.
Ernähren Sie sich abwechslungsreich und ausgewogen, erreichen Sie die notwendige Menge (ab dem 4. Monat ca. 60 Gramm täglich) sehr leicht und ohne großen Aufwand.
Eiweiße machen lange satt, halten Ihren Blutzuckerspiegel stabil und vermindern somit die Gefahr von Heißhungerattacken auf Süßes. Somit sind Eiweiße eine optimale Möglichkeit, um Kilokalorien zu sparen.

Eiweiß finden Sie beispielsweise in Milch, Milchprodukten, Fisch, Eier, Fleisch und Getreide. Hier ist es besonders wichtig, dass Sie Nahrungsmittel zu sich nehmen, die eine besonders hohe biologische Wertigkeit haben. Sie beschreibt, wie viel von dem Nahrungseiweiß in Körpereiweiß umgewandelt werden kann. Je höher dieser Wert ausfällt, desto wertvoller ist ein Eiweiß.

Die oben erwähnten Nahrungsmittel verfügen schon über eben diese hohe Wertigkeit. Bitte beachten Sie aber auch, dass Sie sich jetzt nicht unkontrolliert auf Fleisch- und Wurstwaren stürzen sollten. Gerade in Ihnen stecken nämlich sehr häufig auch versteckte Fette, die alles andere als gut für Sie sind. Dies gilt gleichermaßen natürlich auch für Käseprodukte. Auch diese können eine richtige kleine „Fettbombe“ sein. Sollten Sie zu denjenigen gehören, die ihr Gewicht ein bisschen im Auge behalten müssen, empfiehlt es sich, auf die fettreduzierten bzw. fettarmen Varianten zurückzugreifen.

Einzig bei Fischprodukten ist ein hoher Fettgehalt sogar förderlich für die Gesundheit Ihres Babys. Hier gilt tatsächlich: Je fetter, desto besser! Fettreiche Fischsorten, wie zum Beispiel Makrele, Lachs und Hering versorgen Sie nun mit lebenswichtigen Fettsäuren und Jod, welches wiederum für Ihre Schilddrüse extrem wichtig ist (dazu später mehr).

Wenn es Ihnen gelingt, ein ausgewogenes Mittelmaß zwischen pflanzlichen und tierischen Eiweißlieferanten zu erreichen, haben Sie eine Top- Eiweißqualität! Greifen Sie also vorzugsweise lieber zu pflanzlichen Lebensmitteln, wie Hülsenfrüchte, Vollkornprodukte oder Nüsse und flankieren Sie diese mit Joghurt, Milch, Quark, magerem Käse und Co.

Ihren täglichen Bedarf an Eiweiß können Sie ganz leicht durch drei kleine Portionen erreichen, die aus Milch, bzw. Milchprodukten bestehen. Beispielsweise 1 Glas Milch, 1 Becher Joghurt und 1 Scheibe Vollkornbrot mit Käse deckt schon einiges von Ihrem Eiweißbedarf ab.

Darüber hinaus dürfen Sie sich auch ruhig zwei Mal die Woche fetthaltigen Seefisch gönnen und 3-4 Portionen mageres Fleisch.

Fette

Eines vorweg: Fette sind gesund - **wenn** es die Richtigen sind!

Fette enthalten doppelt so viel Kalorien wie Kohlenhydrate und Eiweiße und sind die wichtigsten Energiespeicher in unserem Körper und somit überlebensnotwendig. Darum sollte keinesfalls auf Fette verzichtet werden.
Das ist auch während der Schwangerschaft nicht anders. Verändert sich der Nährstoffbedarf in vielen Bereichen, so ist doch der Fettbedarf in dieser besonderen Phase nicht sonderlich erhöht.
Ein Fettanteil von 25-30 Prozent (entspricht ca. 80 Gramm) pro Tag genügt vollkommen.

Fettsäuren können vom Körper nicht selbst hergestellt werden. Sie müssen dem Organismus somit mit der Nahrung von außen zugeführt werden. Wichtig ist, dass Sie bei der Zusammenstellung der Fette darauf achten, dass eine gute Mischung zwischen tierischen und pflanzlichen Fetten entsteht.

Auch hier sei in diesem Zusammenhang noch einmal der Hinweis auf versteckte Fette erlaubt. Diese lauern in vielen Fertigprodukten, Wurst- und Käsesorten, Desserts und Gebäck. Hier ist wirklich ein sehr maßvoller Umgang geboten. Greifen Sie bei Fleisch- und Wurstwaren lieber auf mageres Fleisch (z. B. Hähnchen-/ Putenbrust oder Steak) zurück.

Wohingegen Sie etwas großzügiger sein dürfen, ist der Verzehr von Nüssen und Samen, Oliven, Avocado, aber auch diverse native, kaltgepresste Öle (bspw. Oliven-, Diestel-, Sonnenblumen- oder Rapsöl). Sie alle versorgen Sie mit wertvollen, mehrfach ungesättigten Fettsäuren und den

Vitaminen A und E. Tierische Fette enthalten dagegen Vitamin D und Lecithin.

Bei der Verwendung von Ölen achten Sie auch bitte darauf, welche von ihnen zum Kochen und Braten geeignet sind. Raffinierte Öle (z. B. Olivenöl, Rapsöl, Sonnenblumenöl) eignen sich eher zum Schmoren, Dünsten und Kurzbraten. Kaltgepresste Öle kommen dagegen eher für die kalte Küche in Betracht. Reichern Sie mit ihnen Ihren Salat an oder würzen Sie Ihre Nudeln oder das Gemüse. Sie sind besonders geschmacksintensiv und eignen sich für Gerichte dieser Art daher am besten.

Öle jeglicher Art, sollten stets kühl und dunkel (am besten im Kühlschrank) gelagert werden. Nur so bleiben die gesunden Fettsäuren erhalten. Geöffnete Flaschen sollten möglichst innerhalb von 4 bis 8 Wochen aufgebraucht werden.

An dieser Stelle möchte ich noch einmal ganz besonders die Omega-3-Fettsäuren hervorheben. Sie sind wahre Multitalente!
Sie sind nicht nur in der Schwangerschaft, sondern auch in der Stillzeit extrem wichtig, da sie für eine gesunde Entwicklung von Gehirn und Augen benötigt werden. Schwangere Frauen sollten pro Tag mindestens 200 mg Omega-3-Fettsäuren zu sich nehmen. Zu finden sind diese insbesondere in fetthaltigem Fisch (weiter oben hatte ich Beispiele dafür bereits schon erwähnt).

Sollten Sie keinen Fisch mögen, können Sie auch Fischölkapseln einnehmen. Hierzu sollten Sie vorab aber

Rücksprache mit Ihrem Arzt halten. Er berät Sie über bestimmte Präparate und die individuell benötigte Menge. Zudem können Sie auch vermehrt Raps-, Walnuss- und Leinöl in der Küche verwenden. Sie enthalten eine Vorstufe dieser wichtigen Fettsäuren, welche wiederum im Körper dann in die begehrten Omega-3-Fettsäuren umgewandelt werden.

Spurenelemente & Mineralstoffe

Spurenelemente und Mineralstoffe zählen zu den anorganischen Nährstoffen und sind sowohl in tierischer, als auch in pflanzlicher Nahrung zu finden. Der Mensch benötigt von ihnen nur sehr geringe Mengen und doch kann ein Mangel von ihnen zu Beschwerden oder Entwicklungsstörungen beim Ungeborenen führen.

Um Ihnen einen kleinen Überblick darüber zu geben, führe ich die wichtigsten Spurenelemente und Mineralstoffe im Folgenden einmal auf.

Kalzium:

Kalzium ist extrem wichtig, wenn es um die Zahn- und Knochenbildung, aber auch um die Entwicklung von Muskeln und Nerven Ihres Babys geht. Ihr Kind holt sich das, was es benötigt, notfalls auch aus Ihren Reserven. Gerade bei einem Mangel an Kalzium kann dies zu einem erhöhten Osteoporoserisiko führen, wenn Sie dieses Spurenelement nicht in ausreichendem Maß über Ihre Nahrung aufnehmen. Darüber hinaus kann es während der Schwangerschaft auch zu einer Präeklampsie

(Bluthochdruck während der Schwangerschaft) und zu Muskelkrämpfen führen.
Besonders effektiv ist Kalzium, wenn es mit den Vitaminen C, K und D, sowie Magnesium kombiniert wird.

Nahrungsquellen für Kalzium: Milch, Joghurt, Käse, Mandeln, Brokkoli, Spinat, Erbsen, Bohnen, Kohl.

Eisen:

Eisen ist unerlässlich, wenn es um die Entwicklung der Muskeln und die Bildung von roten Blutkörperchen geht. Während der Schwangerschaft benötigt der Körper ca. 3 Milligramm Eisen pro Tag und somit eine nahezu doppelt so große Menge wie sonst. Wird der Eisenbedarf dauerhaft nicht gedeckt, kann dies sogar zu einer Anämie (Blutarmut) und zu einem erhöhten Frühgeburtenrisiko führen.

Eisen kann vom Körper besonders gut in Kombination mit Vitamin C aufgenommen werden.

Nahrungsquellen für Eisen: rotes Fleisch, Brokkoli, Spinat, Erbsen, Vollkornprodukte, Hülsenfrüchte, Kohl, Meeresfrüchte, Sonnenblumenkerne, Erdbeeren, Rote Beete (-Saft).

Kupfer:

Dieses Spurenelement ist maßgeblich an der Bildung des Herzens und des Kreislaufsystems Ihres Kindes beteiligt. Insbesondere im letzten Trimester wird besonders viel

Kupfer benötigt, wenn die Stoffwechselfunktionen des Herzens und des Immunsystems auf Hochtouren laufen.

Nahrungsquellen für Kupfer: Spinat, Rote Beete, Bohnen, Vollkornprodukte, Haselnüsse, Erbsen, Spargel, Quinoa.

Magnesium:

Magnesium ist ein richtiges Multitalent: Gesunde Knochen und Zellen, die Blutgerinnung, Senkung von Bluthochdruck, Linderung von Wadenkrämpfen, Migräne und Schlafstörungen- All das geht auf das Konto einer ausreichenden Magnesiumzufuhr. Zudem fördert es die Aufnahme von Kalzium und kann die Schwangerschaftsübelkeit verringern. Eine niedrigere Fehl- und Frühgeburtenrate ist ein weiterer, wichtiger Aspekt, der verdeutlicht, wie wichtig eine ausreichende Aufnahme von Magnesium ist.

Nahrungsquellen für Kupfer: Sonnenblumen- und Kürbiskerne, Brokkoli, Spinat, Rote Beete, Erbsen, Bohne, Vollkornprodukte, Milch.

Zink:

Auch dieses Mineral hat maßgeblichen Einfluss auf die Entwicklung der Knochen und des Nervensystems Ihres Kindes. Verfügt die werdende Mutter nicht über ausreichend Zink, steigt die Gefahr von Neuralrohrschäden und einem geringen Geburtsgewichtes.

Nahrungsquellen für Zink: Rotes Fleisch, Vollkornprodukte, Geflügel, Kürbiskerne.

Selen:

Selen ist ein hochwirksames Antioxidans, das besonders wichtig ist für die Zellentwicklung. Hat der Körper zu wenig zur Verfügung, steigt auch hier das Risiko einer Fehlgeburt und einer Präeklampsie.

Nahrungsquellen für Selen: Mandeln, Walnüsse, Vollkornprodukte, Fisch, Geflügel, Eier, Knoblauch, rotes Fleisch.

Kalium:

Kalium ist ein Mineral, was für einen ausgewogenen Elektrolythaushalt ebenso unerlässlich ist, wie für die Energieversorgung, die Muskel-und Nervenimpulse und die Zunahme des Blutvolumens. Leiden Sie häufiger unter Wadenkrämpfen, kann eine erhöhte Aufnahme von Kalium hilfreich sein.

Nahrungsquellen für Kalium: Rote Beete, Bohnen, Fisch, Linsen, Kartoffeln, Feigen, Avocados, Joghurt, Bananen.

Mangan:

Hier handelt es sich um ein Mineral, welches für die Bildung von starken Knochen wichtig ist. Besonders in Kombination mit Kupfer schützt es vor Zellschädigungen und fördert die Energieproduktion.

Nahrungsquellen für Mangan: Linsen, Haselnüsse, Mandeln, Grünkohl, Spinat, Bohnen, Himbeeren, Vollkornprodukte

Chrom:

Chrom ist ein Spurenelement, welches dafür sorgt, dass sich im Gewebe des Kindes Proteine bilden. Sollten Sie an einem Diabetes, bzw. aktuell an einem Schwangerschaftstdiabetes leiden, ist Chrom aufgrund der Regulierung des Blutzuckerspiegels besonders wichtig.

Nahrungsquellen für Chrom: Geflügel, Eier, Spinat, Blattsalat, Bananen, Äpfel, Rindfleisch.

Phosphor:

Dieses Mineral arbeitet besonders gut mit Kalzium zusammen. Es wirkt sich insbesondere auf die Bildung gesunder Knochen und Zähne aus sowohl bei Ihnen als auch bei Ihrem Kind.
Phosphor hat auch großen Einfluss auf die reibungslose Funktion von Nerven, Herz, Nieren und Muskeln und reguliert den Energieverbrauch.

Nahrungsquellen für Phosphor: Milch, Käse, Joghurt, Eier, Linsen, Erbsen, Bohnen, Fisch, Geflügel.

Jod:

Jod ist insbesondere für die Funktion der Schilddrüse Ihres Kindes wichtig. Fehlt es an Jod, kann es zu Störungen in der geistigen und körperlichen Entwicklung des Kindes kommen. Die empfohlene Menge an Jod, die täglich zusätzlich zu sich genommen werden sollte, liegt zwischen 100 bis 150 Mikrogramm. Gegebenenfalls empfiehlt sich die Einnahme von Jodtabletten. Dies sollten Sie aber vorab mit Ihrem Arzt besprechen, insbesondere wenn eine Schilddrüsenfehlfunktion vorliegt.

Nahrungsquellen für Jod: Seefisch, Milchprodukte, jodhaltiges Speisesalz.

Alle Mineralstoffe und Spurenelemente erhalten Sie hier noch einmal mit der empfohlenen Tagesmenge während der Schwangerschaft in der Übersicht:

Nährstoff	**Empfohlene Tagesmenge**	**Nahrungsmittel**
Kalzium	1,2 g	Milch, Joghurt, Käse, Mandeln, Brokkoli, Spinat, Erbsen, Bohnen, Kohl
Eisen	3 mg	Rotes Fleisch, Brokkoli, Spinat, Erbsen, Vollkornprodukte, Hülsenfrüchte, Kohl, Meeresfrüchte, Sonnenblumenkerne, Erdbeeren, Rote Beete (-Saft)
Kupfer	1 mg	Spinat, Rote Beete, Bohnen, Vollkornprodukte, Haselnüsse, Erbsen,

		Spargel, Quinoa
Magnesium	310 mg	Sonnenblumen- und Kürbiskerne, Brokkoli, Spinat, Rote Beete, Erbsen, Bohne, Vollkornprodukte, Milch, Haferflocken, Amaranth
Zink	10 mg	Fleisch, Vollkornprodukte, Geflügel, Kürbiskerne, Leinsamen, Haferflocken
Selen	60-70mcg	Mandeln, Walnüsse, Vollkornprodukte, Fisch, Geflügel, Eier, Knoblauch, rotes Fleisch
Kalium	4000mg	Rote Beete, Bohnen, Fisch, Linsen, Kartoffeln, Feigen, Avocados, Joghurt, Bananen
Mangan	2,5- 5,0 mg	Linsen, Haselnüsse, Mandeln, Grünkohl, Spinat, Bohnen, Himbeeren, Vollkornprodukte
Chrom	30-100 mcg	Geflügel, Eier, Spinat, Blattsalat, Bananen, Äpfel, Rindfleisch
Phosphor	800 mg	Milch, Käse, Joghurt, Eier, Linsen, Erbsen, Bohnen, Fisch, Geflügel
Jod	200-230 mcg	Seefisch, Milchprodukte, jodhaltiges Speisesalz

Soviel an dieser Stelle zum Thema Spurenelemente. Ganz schön umfangreich, oder? Und dabei handelt es sich „nur“ um einen groben Überblick, welche davon für die Zeit der Schwangerschaft für Sie wichtig sind. Doch damit nicht genug. Eine bestmögliche Zufuhr von Spurenelementen und Mineralstoffen ist nämlich nicht das Einzige, worauf Sie nun achten sollten.

Eine ganz besondere Bedeutung kommt nämlich auch diversen Vitaminen zu, die wir uns nun im Einzelnen einmal genauer anschauen werden.

Vitamine

Vitamine sind gesund- so viel steht fest!

Sie sorgen dafür, dass Muskeln, Knochen und unser Immunsystem gestärkt werden. Sie haben darüber hinaus aber auch Einfluss auf unsere Verdauung und sorgen dafür, Haut und anderes Gewebe aufzubauen.

Vitamine sind somit lebenswichtige Nährstoffe, die unser Körper in den meisten Fällen allerdings nicht selbst herstellen kann. Hier müssen wir nachhelfen und ihm diese von außen, beispielsweise mit der Nahrung, gezielt zukommen lassen.

An dieser Stelle möchte ich mich anlassbezogen auf die Vitamine konzentrieren, die gerade während der Schwangerschaft besonders wichtig für Sie und Ihr Kind sind. Denn während dieser Zeit wird auch Ihr Bedarf an einigen Vitaminen durchaus erhöht sein.

Bekommt man den Bedarf außerhalb einer Schwangerschaft mit einer ausgewogenen Ernährung noch gut gedeckt, ist es während der Schwangerschaft tatsächlich bei einigen

Vitaminen erforderlich, diese in Tablettenform zu sich zu nehmen. Welche das genau sind, erkläre ich Ihnen im Folgenden.

Vitamin A:

Ein niedriger Vitamin A- Spiegel schwächt die Immunabwehr und erhöht die Infektionsanfälligkeit. Vitamin A ist für ein intensives Zellwachstum und somit für die Reifung des Babys sehr wichtig. Die Augen und die Leber werden durch Vitamin A besonders gefördert. Gerade im zweiten und letzten Drittel der Schwangerschaft sollte hier auf eine ausreichende Zufuhr geachtet werden. Bitte beachten Sie, dass ein Übermaß an diesem Vitamin, zu Schädigungen in der Entwicklung des Fötus führen kann.

Nahrungsquellen für Vitamin A: Butter, Eier, Käse, fetter Fisch, Rote Beete, Erbsen, Brokkoli, Spargel, Kürbis, Karotten, Spinat.

B- Vitamine:

Die B- Vitamine setzen sich insgesamt aus 8 wasserlöslichen Vitaminen zusammen. Diese sind B1 (Thiamin), B2 (Riboflavin), B3 (Niacin), B5 (Pantothensäure), B6 (Pyridoxin), B7 (Biotin), B9 (Folsäure) und B12 (Cobalamin).
Das ein oder andere ist Ihnen sicherlich auch schon einmal in Form einer anderen Bezeichnung über den Weg gelaufen. So sind Ihnen Biotin und Folsäure sicherlich bekannt.
Aber wussten Sie, dass die Vitamine B1, B2 und B3 für die Entwicklung des Nervensystems, des Gehirns oder der

Muskulatur des Babys zuständig sind? Wogegen B6 und B12 die Stresshormone regulieren und die Ausdauer fördern.

Eine ausreichende Menge an B- Vitaminen ist somit lebensnotwendig für eine gesunde Entwicklung Ihres Kindes.
Während der Schwangerschaft haben Sie einen erhöhten Bedarf an B1 und B2. Mit ihnen füllen Sie Ihre Energiespeicher wieder auf, gewährleisten eine funktionierende Nerven- und Muskeltätigkeit und fördern die Eisenresorption.
Die regelmäßige Einnahme von B6 kann zu einer verminderten Übelkeit beitragen. Ein B12- Präparat könnte unter Umständen gerade für Vegetarierinnen oder Veganerinnen sinnvoll sein, um neurologischen Schäden für das Ungeborene vorzubeugen.

Nahrungsquellen für B- Vitamine: Eier, Milch, Joghurt, rotes Fleisch, Sonnenblumenkerne, Hartkäse, Mandeln, Vollkornprodukte, Avocados, Mandeln.

Folsäure (Folat):

Dieses Vitamin ist oben schon einmal bei den B- Vitaminen aufgetaucht (B9). Ihm wird aber so eine wichtige Bedeutung beigemessen, dass ich es an dieser Stelle gern einmal extra aufführen möchte.
Folsäure ist DAS zentrale B- Vitamin nicht nur *in*, sondern auch bereits *vor* einer Schwangerschaft. Doch was macht dieses Vitamin so besonders?
Folsäure trägt ganz erheblich dazu bei, das Risiko einer Schädigung des Neuralrohrs (bspw. einer Spina bifida =

offener Rücken) zu verringern. Es fördert die Bildung von roten Blutkörperchen und der DNA. Eine Menge von 400 Mikrogramm sollten Sie nun täglich zusätzlich zur normalen Ernährung einnehmen. Bitte besprechen Sie mit Ihrem Arzt die Auswahl eines passenden Präparates.

Dieses Vitamin taucht vermehrt in grünen Gemüsesorten, in Vollkornprodukten und Hülsenfrüchten auf. Allein mit den Mahlzeiten ist es aber schwer den erhöhten Bedarf an Folsäure zu decken. Daher sollten Sie hier definitiv auch in Form von Nahrungsergänzungsmitteln nachhelfen. Im Grunde sollte schon vor der Schwangerschaft mit der Einnahme von Folsäure begonnen werden, damit früh genug eine ausreichende Menge dieses Vitamins im Körper vorrätig ist.

Nahrungsquellen für Folsäure: Rote Beete, Brokkoli, Spinat, Erbsen, Spargel, Kürbis, Bohnen, Brombeeren, Avocados, Kichererbsen, Vollkornprodukte, Eier, Bananen, Granatäpfel.

Vitamin C:

So ziemlich jeder weiß, dass Vitamin C gesund ist und unser Immunsystem stärkt. Doch wussten Sie, dass es auch zu der Bildung von neuem Gewebe beiträgt und die Aufnahme von Eisen begünstigt? Wenn Ihr Vitamin C – Haushalt gedeckt ist, beugen Sie während der Schwangerschaft Zahnfleischbluten und Übelkeit vor und senken zudem das Risiko einer Präenklampsie.

Nahrungsquellen für Vitamin C: Orangen, Erdbeeren, Kiwi, Grapefruit, Brombeeren, Himbeeren, Rosenkohl, Brokkoli, Tomaten, Spinat, Kürbis, Grünkohl, Paprikaschoten, Erbsen, Spargel.

Vitamin D:

Dieses Vitamin ist unerlässlich, wenn es um gut ausgebildete und feste Knochen und Zähne bei Ihrem Baby geht. Aber auch für Ihre eigenen Knochen und Zähne ist es extrem wichtig, dass Ihr Bedarf an Vitamin D gedeckt ist. Doch nicht nur das! Vitamin D trägt auch maßgeblich zu einem aktiven Immunsystem und kräftigen Muskeln bei und schützt die Nervenzellen des Gehirns.

Da Vitamin D in der Haut gebildet wird, können Sie Ihren Bedarf an ihm tatsächlich sehr leicht über das Sonnenlicht decken. Ein täglicher Aufenthalt draußen bei Tageslicht, bspw. durch einen Spaziergang, kann hier schon ausreichend sein. Hierbei sollten Sie darauf achten, dass die Sonnenstrahlen ungehindert Zugang zu Ihrer Haut haben und diese nicht durch Kleidung verdeckt wird. Sollte Ihnen dies nicht möglich sein, besprechen Sie bitte mit Ihrem Arzt, ob unter Umständen eine Zufuhr über ein Ergänzungspräparat sinnvoll ist.
Erwachsene sollten, unabhängig von einer Schwangerschaft, täglich 20 Mikrogramm zu sich nehmen.

Nahrungsquellen für Vitamin D: Brokkoli, Spinat, Rosenkohl, Grünkohl, Kopfsalat, Spargel.

Vitamin K:

Auch das Vitamin K trägt zu gesunden und starken Knochen bei und kann zudem auch noch Schwangerschaftsübelkeit reduzieren und die Blutgerinnung fördern.

Nahrungsquellen für Vitamin K: Spinat, Rosenkohl, Brokkoli, Spargel, Grünkohl.

Auch hier sind alle Vitamine noch einmal übersichtlich dargestellt:

Vitamin	**Empfohlene Tagesmenge**	**Nahrungsmittel**
Vitamin A	1,1 mg	Butter, Eier, Käse, fetter Fisch, Rote Beete, Erbsen, Brokkoli, Spargel, Kürbis, Karotten, Spinat
Vitamin B1 (Thiamin)	1,2 mg	Vollkornprodukte, Haferflocken, grüne Erbsen
Vitamin B2 (Riboflavin)	1,5 mg	Mandeln, Hefeflocken, Champignons, Erbsen
Vitamin B3 (Niacin)	14-16 mg	Fleisch, Fisch, Milchprodukte, Geflügel, Eier
Vitamin B5 (Pantothensäure)	6 mg	Rotes Fleisch, Milch, Eier, Fisch, Haferflocken, Vollkornprodukte,

		Avocado, Brokkoli, Hülsenfrüchte
Vitamin B6 (Pyridoxin)	1,5 – 1,8 mg	Kartoffeln, Avocado, Nüsse, Fisch, Milchprodukte, Geflügel
Vitamin B7 (Biotin)	30 – 60 µg*	Leber, Eier, Nüsse, Haferflocken, Käse
Vitamin B9 (Folsäure)	550 µg*	Tomaten, Spargel, Vollkornprodukte, Eier, Salat, Brokkoli, Spinat, Erbsen
Vitamin B12 (Cobalamin)	4,5 µg*	Fleisch, Fisch, Meeresfrüchte, Milchprodukte, Eier
Vitamin C	95 mg	Orangen, Erdbeeren, Kiwi, Grapefruit, Brombeeren, Himbeeren, Rosenkohl, Brokkoli, Tomaten, Spinat, Kürbis, Grünkohl, Paprikaschoten, Erbsen, Spargel
Vitamin D	20 µg*	Brokkoli, Spinat, Rosenkohl, Grünkohl, Kopfsalat, Spargel
Vitamin K	60 µg*	Spinat, Rosenkohl, Brokkoli, Spargel, Grünkohl

*µg=Mikrogramm

So viel zu den wichtigsten Vitaminen, die für Sie im Verlauf Ihrer Schwangerschaft relevant sind. Klingt ganz schön komplex? Ist es auch! Aber wenn Sie sich erst einmal ein wenig mit der Thematik vertraut gemacht haben, fällt es Ihnen sicher gar nicht mehr so schwer, auf die förderlichen Nahrungsmittel zu achten und eine gesunde Mischung zu erzielen.

Ist Ihnen denn aufgefallen, dass etliche Nahrungsmittel immer wieder auftauchen? Spinat, Brokkoli, Erbsen, Spargel, Bohnen, Joghurt und Rote Beete sind nur einige von ihnen, die sowohl reich an Vitaminen als auch an Mineralstoffen und Spurenelementen sind. Wenn Sie sich an diesen häufig vorkommenden Nahrungsmitteln orientieren und diese öfters mal in Ihre Mahlzeiten integrieren, versorgen Sie sich jedes Mal schon gleich mit mehreren von diesen essentiellen Vitaminen und Spurenelementen.

Fühlen Sie sich gerade ein wenig überfordert von dem ganzen theoretischen Wissen und Sie haben keine zündende Idee, wie Sie all das in Ihren Alltag integrieren sollen? Keine Sorge, so schwer ist es gar nicht! Genau aus dem Grund haben wir in diesem Ratgeber nämlich auch zahlreiche Rezepte aufgeführt, die Ihnen den Einstieg in diese umfangreiche Thematik erleichtern sollen.
Alle Gerichte sind leicht und schnell zuzubereiten, schmecken lecker und begleiten Sie jeden Tag zuverlässig auf Ihrem Weg zu einer ausgewogenen und abwechslungsreichen Ernährung.

Egal ob nun Hauptmahlzeiten, ein kleiner Snack zwischendurch, erfrischende Getränke oder aber auch mal ein köstlicher Smoothie- Sie werden sicherlich etwas ganz nach Ihrem Geschmack finden. Seien Sie gespannt!

Was Sie nun unbedingt vermeiden sollten!

Wir haben auf den letzten Seiten nun sehr ausführlich all das betrachtet, was Sie während Ihrer Schwangerschaft nahrungstechnisch in ausreichender Menge und vermehrt zu sich nehmen sollten.
Es gibt aber auch einige Sachen zu beachten, die es nun gilt, unbedingt zu vermeiden, da sie für Ihre und/ oder für die Gesundheit Ihres Kindes unter Umständen extrem gefährdend sein können. Was genau davon alles betroffen ist, fragen Sie sich? Genau darum soll es in diesem Kapitel gehen.

Rohe Produkte meiden!

Als Faustregel gilt, dass die werdende Mutter alles an rohen Nahrungsmitteln für die Dauer der Schwangerschaft meiden sollte. Darunter fallen zum Beispiel rohes Fleisch, rohe Eier, Rohmilchprodukte und roher Fisch. Aber warum eigentlich genau? Worin besteht die Gefahr?
Ganz einfach: Bei den unbehandelten, rohen Nahrungsmitteln besteht die erhöhte Gefahr, an verschiedensten Infektionen zu erkranken.

Bei rohen Eiern und rohem Geflügel besteht die Möglichkeit, sich mit Salmonellen zu infizieren. Diese wiederum können zu schweren Durchfallerkrankungen und dadurch unter Umständen auch zu frühzeitiger Wehentätigkeit führen.

Bei Eiern und Eierspeisen dagegen, die gekocht und Geflügel, welches ausreichend durchgebraten ist, werden die Salmonellen durch den Erhitzungsprozess abgetötet. Ein sicherer Verzehr dieser Nahrungsmittel ist somit nur durch diese Zubereitungsmethode gewährleistet.

Ein weiterer sehr wichtiger Faktor ist das gesteigerte Infektionsrisiko mit Listerien. Nein, damit ist nicht die Mundspülung zum Gurgeln gemeint.

Hier handelt es sich vielmehr um Bakterien, die in Milch, Milchprodukten, Fisch, Fleisch, Weichkäse, aber auch in vorgeschnittenen Salaten vorkommen können. Sie verursachen die sogenannte Listeriose.
Auch wenn eine Infektion mit Listerien glücklicherweise selten vorkommt, sollten Sie in der Schwangerschaft auf „Nummer Sicher" gehen, und einen Verzehr dieser Nahrungsmittel in roher Form meiden. Immerhin kann eine Infektion zu schweren gesundheitlichen Schäden bei dem Ungeborenen führen. Auch wenn die Schwangere „nur" grippeähnliche Symptome (wenn überhaupt) aufweist, kann das Baby erheblichen Schaden davontragen. Das Bakterium ist sehr widerstandsfähig und vermehrt sich selbst bei Kühlschranktemperaturen noch. Auch ein Besuch im Gefrierfach kann ihnen nichts anhaben. Einzig das Erhitzen dieser Nahrungsmittel auf mindestens 70 Grad tötet sie zuverlässig ab. Daher greifen Sie bei Milchprodukten auch

stets zu den pasteurisierten Varianten. Diese können Sie unbedenklich zu sich nehmen.

Ein weiterer wichtiger Infektionsherd ist die Toxoplasmose. Hierbei handelt es sich um eine parasitäre Infektionsgefahr, welche durch rohes Fleisch oder aber auch durch Katzenkot auf den Menschen übertragen werden kann. Dazu zählt auch durch Katzenkot verunreinigte Erde, Sand, Gras, etc.

Infiziert sich eine Frau erstmalig während der Schwangerschaft mit dem Toxoplasmose Erreger, kann dies zu einer Übertragung auf das Baby kommen und zu schweren Missbildungen, Behinderungen und sogar Fehlgeburten führen.
Sind Sie nicht sicher, ob Sie immun gegen diesen Erreger sind, können Sie dies ganz leicht durch einen Bluttest bei Ihrem Arzt feststellen lassen.
Für einen möglichst sicheren Schutz verzichten Sie daher konsequent auf den Verzehr von rohem Fleisch und (sofern Sie einen Stubentiger zu Hause haben) reinigen Sie nur mit hohen Hygienemaßnahmen das Katzenklo.
Da sich der Erreger auch draußen „im Grünen“ verteilen kann, sollten Sie Obst, Gemüse und Salat vor dem Verzehr immer äußerst gründlich waschen.

Im Folgenden führe ich einmal kurz und knapp auf, was Sie selbst unternehmen können, um Lebensmittelinfektionen zu vermeiden:

- Regelmäßiges gründliches Händewaschen.
- Speisereste, Fleisch, Fisch und Eier sollten unbedingt im Kühlschrank gelagert werden.

- Achten Sie bei diesen Lebensmitteln auf eine ununterbrochene Kühlkette.
- Rohe Lebensmittel sollten getrennt voneinander aufbewahrt werden, um eine Übertragung von Erregern zu vermeiden.
- Tiefkühlprodukte tauen Sie am besten frühzeitig im Kühlschrank auf.
- Gemüse und Obst sind vor dem Verzehr sehr gründlich (!) unter kaltem Wasser ab zu waschen.
- Kochen, bzw. braten Sie Fisch und Fleisch von allen Seiten gut durch; die Kerntemperatur sollte mindestens 70 Grad betragen.
- Vermeiden Sie den Verzehr von Rohmilch, Rohmilchprodukten und rohe Eierspeisen.
- Gleiches gilt für rohes Fleisch und rohen Fisch.

Abgesehen von den Nahrungsmitteln ist Hygiene nun das A und O! Wechseln Sie am besten täglich Spüllappen und Geschirrtücher, Arbeitsflächen sollten mit heißem Wasser gereinigt werden und für die Zubereitung von Speisen sollten Sie getrennte Arbeitsbretter für Fleisch, Fisch, Geflügel, Gemüse & Co verwenden.

Das war nun ganz schön viel Theorie auf einen Schwung. Damit Sie nun genau wissen, um welche Lebensmittel Sie für die Zeit Ihrer Schwangerschaft einen großen Bogen machen sollten, habe ich sie Ihnen hier einmal übersichtlich aufgeführt:

Fleisch	Hackfleisch, Tartar, Carpacchio, Rohwurst (Salami, Mettwurst, Teewurst, Leberwurst,

	Parmaschinken), Innereien
Fisch	Sushi, geräucherte und marinierte Fischerzeugnisse, Heringssalat
Gemüse	vorgeschnittene und abgepackte Salatmischungen, Sprossen, mit Salat/Tomate/ Gurke belegte Brötchen oder Sandwiches meiden
Obst	Ungewaschenes Obst, bzw. Erzeugnisse daraus, bspw. frisch gepresster Saft an Safttheken
Rohmilchprodukte	Camembert, Brie, Ricotta, Feta
Rohe Eier	Tiramisu, selbst gemachte Mayonnaise, roher Kuchenteig
Gewürze (in großen Mengen)	Thymian, Majoran, Nelken, Zimt, Ingwer, Kardamom

Abschließend zu diesem Kapitel möchte ich noch einmal auf zwei Dinge eingehen, die eigentlich selbstverständlich sein sollten, die ich der Vollständigkeit halber aber noch einmal erwähnen möchte.

Sowohl Alkohol, als auch Nikotin sollten in der Schwangerschaft gänzlich vermieden werden. Beides ist pures Gift, was dem Ungeborenen über die Nabelschnur, bzw. später auch dem Säugling über die Muttermilch, unmittelbar zugeführt wird.

Im Mutterleib kann Alkohol zu Missbildungen an Herz, Nieren und Gliedmaßen, sowie zu geistigen Behinderungen führen. Bedenken Sie, dass auch in diversem Süßkram Alkohol enthalten ist (bspw. Pralinen oder Tiramisu). In Letzterem wird nicht nur Alkohol sondern, auch noch rohes Ei verarbeitet.

Beachten Sie bitte bei der Auswahl Ihrer Getränke, dass Sie sparsam mit koffeinhaltigen Flüssigkeiten umgehen sollten. Auf Kaffee und Schwarztee müssen Sie nicht gänzlich verzichten, allerdings sollten Sie den Konsum auf drei Tasse am Tag beschränken. Das Koffein gelangt über die Plazenta in den Blutkreislauf des Babys und kann so zu einem erhöhten Herzschlag des Ungeborenen führen.

Auch sollten Sie Energiedrinks gänzlich meiden, da diese noch mehr Koffein beinhalten als Kaffee oder Tee.

Bitter Lemon und Tonic Water sind ebenfalls Getränke, die aufgrund ihres Chinin Gehaltes nicht ungefährlich sind für das Kind. Gegen Ende der Schwangerschaft können dadurch sogar vorzeitige Wehen ausgelöst werden. Nehmen Sie auch von ihnen am besten für die Dauer der Schwangerschaft Abstand.

Optimale Ernährung im 1. Trimester

Die ersten drei Monate einer Schwangerschaft (4. bis 13. SSW): Was für eine spannende Zeit im Leben einer Frau! Zwei winzig kleine Zellen, die es sich in Ihrer Gebärmutter gemütlich gemacht haben, werden Ihr Leben in naher Zukunft ganz ordentlich auf den Kopf stellen. Nun stellt sich bei vielen werdenden Müttern die Frage, was sie denn in dieser so besonderen Zeit überhaupt essen dürfen, sollten oder sogar müssen.

In dieser frühen Phase der Schwangerschaft stellen sich die Hormone um, was für die Schwangere oft mit unliebsamen Begleiterscheinungen wie morgendliche Übelkeit, Müdigkeit, Verstopfung, Heißhungerattacken und Sodbrennen einhergeht.

Gegen Ende des ersten Trimesters ist der kleine Embryo schon als vollständiger kleiner Mensch zu erkennen, wenn auch mit rund 7,5 cm auch noch recht winzig.

Und doch benötigt sowohl Ihr Baby als auch Sie selbst nun ganz besondere Fürsorge und Aufmerksamkeit. Neben ausreichend Ruhe und Entspannung, ist es nun wichtig, dass Ihr Körper alles an wichtigen Nährstoffen für eine gute Entwicklung Ihres Kindes bekommt. Eine ausgewogene Mischkost hilft Ihnen hier schon gut weiter.

Besonderes Augenmerk sollte nun auf die Zunahme von Folsäure (Folat), Vitamin A und Eisen liegen.

Hohe Lieferanten dieser Nährstoffe sind zum Beispiel Spinat, Erbsen, Grünkohl und Brokkoli. Es gibt zahlreiche schmackhafte Rezepte, mit denen Sie auf leckere und leichte Art und Weise Ihren Bedarf an den benötigten Nährstoffen decken können. Als Inspiration und zum Ausprobieren helfen Ihnen die Rezepte in diesem Buch bestimmt weiter.

Packt Sie der Hunger auf etwas Süßes, dürfen Sie auch ruhig mal schwach werden. Allerdings sollten Sie es als Ausnahme betrachten und es bei einer Portion belassen. Greifen Sie lieber öfters mal zu einer Extraportion Obst als Snack zwischendurch. Eine Handvoll Beeren stillt nicht nur Ihren Hunger auf etwas Süßes, sondern versorgt Sie und Ihr Kleines auch gleich mit wichtigen Nährstoffen und Vitaminen. Schmeckt gut und tut gut! Was wollen wir mehr?!

Falls es Ihnen auch so gehen sollte, dass Sie aufgrund der morgendlichen Übelkeit keine feste Nahrung zu sich nehmen können, sind die Smoothies & Getränke in diesem Buch vielleicht eine gute Alternative für Sie. Probieren Sie es einfach mal aus!

Packen Sie zwischendurch auch Gelüste nach dem Klassiker „Saure Gurken & Schokolade“? Keine Bange! Das ist nicht ungewöhnlich. Schuld daran sind die Hormone, die gerade in der Anfangsphase einer Schwangerschaft ordentlich Trubel in dem Körper einer Frau verursachen können. In dieser spannenden Zeit verändert sich auch der Geschmacks- und Geruchssinn, was auch mal dazu führen kann, dass manche Gerüche einen spontanen Brechreiz auslösen, wogegen einem bei anderen ganz unvermittelt das

Wasser im Mund zusammenläuft. All das ist normal und verflüchtigt sich spätestens wieder nach der Geburt des Kindes.

Optimale Ernährung im zweiten Trimester

Das zweite Trimester reicht von der 14. SSW bis zur 27. SSW und zeigt nun auch nach außen schon erste Spuren der Schwangerschaft. Die unangenehmen Begleiterscheinungen aus dem 1. Trimester lassen langsam nach. Dafür legt das Kind im Bauch nun aber ordentlich an Größe zu, was natürlich dazu führt, dass auch der Bauchumfang der werdenden Mutter zunimmt. Die Kleidung, die vor wenigen Wochen noch problemlos passte, spannt nun immer mehr und auch die Brüste legen an Volumen zu. Damit bereitet sich der Körper der Frau schon einmal auf das spätere Stillen vor.

Er legt nun Reserven an, weswegen er auch während dieser Zeit eine vollwertige und vitalstoffreiche Ernährung benötigt. Folgende Nährstoffe werden in dieser Phase sowohl von der Mutter als auch von dem Kind vermehrt benötigt:

Folsäure, Calcium, Jod, Selen, Omega-3-Fettsäuren, Eisen, Vitamin B6 & B12, Vitamin C.

Der durchschnittliche Energiebedarf steigt im zweiten Trimester auf ca. 250 kcal pro Tag. Das sind in etwa 1 Apfel und 0,5 L Buttermilch zusätzlich. Sie sehen, auch wenn das Ungeborene nun schnell an Größe und Gewicht zunimmt, schlägt sich das auf die Menge Ihrer Nahrungsmittel nur sehr schwach nieder. Wie oben bereits erwähnt, zählt tatsächlich mehr die Nährstoff- und Energiebilanz einzelner Nahrungsmittel, als die Menge als solches.

Wichtig: Nicht doppelt so viel, dafür aber doppelt so gut essen!

Optimale Ernährung im dritten Trimester

Ab der 28. SSW beginnt das dritte und somit letzte Trimester. Dies ist für die Schwangere das Belastendste, da sie in dieser Zeit, buchstäblich, die „Last“ in Form des hinzugewonnenen Gewichtes auch tragen muss. In dieser Phase angekommen, benötigt der Körper jeden Tag noch einmal rund 250 kcal zusätzlich.

Das Kind legt stetig an Größe zu und der Platz im Bauch wird immer weniger. Sie sollten nun vermehrt häufiger kleinere Mahlzeiten zu sich nehmen. Fünf kleine Mahlzeiten lassen sich nun besser aufnehmen, als drei große, für die es dann ab einem gewissen Punkt ganz einfach auch am Platz im Bauchraum fehlt.
Was Ihr Körper nun vermehrt benötigt sind Ballaststoffe, Vitamin K, Vitamin C und Vitamin B1.
Greifen Sie nun beherzt in den Obstkorb und gönnen Sie sich öfters mal einen extra Schub Vitamin C. Es hilft Ihrem Körper nicht nur, das Immunsystem zu stärken, sondern sorgt auch dafür, dass das Eisen aus der Nahrung besser aufgenommen werden kann.

Unabhängig davon, in welchem Stadium der Schwangerschaft Sie sich befinden, sollten Sie stets auf eine ausreichende Flüssigkeitszufuhr achten. 2-3 Liter magnesiumhaltiges Mineralwasser oder aber auch Leitungswasser sollten Sie täglich zu sich nehmen. Leiden Sie häufiger unter Sodbrennen, bekommt Ihnen stilles Wasser vermutlich am besten.

Wichtig: Nehmen Sie täglich 2-3 Liter Flüssigkeit zu sich.

Vegetarier und Veganer: Eine kleine „Extrawurst“

Wie komplex die Ernährung während der Schwangerschaft ist, haben wir auf den letzten Seiten sehr ausführlich behandelt. Aber wie verhält sich das eigentlich bei Frauen, die tierische Produkte meiden oder nur in sehr geringem Maße aufnehmen?

Sowohl Vegetarier als auch Veganer haben zumindest schon mal den Vorteil, dass Sie alles rund ums rohe Fleisch in seinen buntesten Rezeptfacetten getrost überspringen können. Aber sind Frauen, die nur bestimmte, bzw. gar keine tierischen Produkte zu sich nehmen, auf der sicheren Seite, wenn von einer ausgewogenen Ernährung die Rede ist? Die Antwort ist ein ganz klares „Jein“!

Frauen, die tierische Produkte in Gänze kategorisch ausschließen (Veganerinnen), haben sehr wahrscheinlich keine Nährstoffzufuhr in dem erforderlichen Maß. Elementare Bestandteile, wie zum Beispiel Jod, Zink, Omega-3- Fettsäuren, Kalzium, Eisen und die Vitamine B12, B2 und D erhalten sie gar nicht oder nur in einer sehr geringen Menge. Die Möglichkeit eines Nährstoffmangels durch eine Unterversorgung ist hier tatsächlich durchaus gegeben.

Möchten Frauen nun aber auch während der Schwangerschaft auf tierische Produkte komplett verzichten, ist es ratsam sich eine Ernährungsberatung hinzuzuziehen. Es gibt qualifizierte Beraterinnen und Berater, die sich auf vegetarische/ vegane Ernährung spezialisiert haben. Mit ihnen kann einmal genau abgestimmt werden, wie eine nährstoffreiche Ernährung auch ohne tierische Speisen erreicht werden kann. Von besonderem Vorteil ist auch, dass bei einer direkten Beratung gleich die persönlichen Vorlieben und Ernährungsgewohnheiten der Frau mit einfließen können. Nun kann gemeinsam nach einer individuellen Lösung geschaut werden.

Ob Nahrungsergänzungsmittel unter Umständen sinnvoll sind, sollte mit dem behandelnden Arzt besprochen werden. Regelmäßige Blutuntersuchungen in der Schwangerschaft decken einen Nährstoffmangel frühzeitig auf und lassen eine schnelle Anpassung der Ernährungsweise zu.
Oft hört man kritische Stimmen in Bezug auf vegane Ernährung während der Schwangerschaft. Dabei kann dies auch positive Effekte haben. Oft ist der Blutzuckerspiegel bei Veganerinnen stabiler, Sodbrennen und Verstopfung sind

seltener und insgesamt wird weniger Zucker konsumiert, was wiederum auch den Zähnen zugutekommt.
Schwanger und vegan kann also gut funktionieren- wenn es vernünftig geplant wird und der veränderte Nährstoffbedarf berücksichtigt wird.

Bei Vegetarierinnen ist der Mangel an Nährstoffen gegenüber den Veganierinnen nicht ganz so extrem. Frauen, die auch noch Milchprodukte zu sich nehmen, haben in der Regel keine Probleme mit Mangelerscheinungen.
Oft wird dafür aber auf Fleisch und Fisch verzichtet, wogegen ein Verzehr von Eiern und Honig erlaubt ist. Diese Form der Ernährung nennt sich „ovo- lakto- vegetarische“ Ernährung und sollte in der Regel eine ausreichende Versorgung an allen wichtigen Nähr- und Mineralstoffen sicherstellen. Ausgenommen davon sind jedoch Jod, Folsäure und Omega-3- Fettsäuren (DHA).
Auch sollte der Eisenwert einmal kritisch kontrolliert werden, da Eisen vor allem in Fisch und Fleisch vorkommt.
Um Gewissheit zu haben, bietet es sich an, auch hier das Gespräch mit dem Arzt zu suchen und ggf. anhand einer Blutuntersuchung die Werte zu überprüfen. Mangelerscheinungen lassen sich somit aufdecken und durch Nahrungsergänzungsmittel gezielt beheben.

Probleme während der Schwangerschaft

In kaum einer anderen Phase des Lebens ist der Körper einer Frau solchen Extremen ausgesetzt.

Innerhalb von 40 Wochen entsteht aus zwei kleinen Zellen ein fertiger, lebensfähiger Mensch. In dieser Zeit läuft der Körper der Frau auf Hochtouren, was zu guter Letzt in einem wahren Kraftakt, der Geburt, gipfelt.
Dass es in diesen Monaten natürlich nicht immer alles reibungs- und komplikationslos verlaufen kann, liegt für die meisten Frauen vermutlich auf der Hand.
Und damit sind nicht nur die schwangerschaftsbedingten Begleiterscheinungen wie Übelkeit, Müdigkeit oder Verdauungsbeschwerden gemeint. Diese und noch diverse andere mögliche Beschwerden, schauen wir uns in diesem Kapitel einmal an.

Sodbrennen

Gerade im 2. und 3. Trimester kann dies eine sehr unangenehme Nebenerscheinung sein.
Durch die hormonelle Veränderung im Körper nimmt der Spannungszustand des Magens leicht ab. Dies führt dazu, dass der sogenannte „Magenpförtnermuskel“ etwas lockerer sitzt. Dadurch kann der Mageninhalt jedoch leichter in die Speiseröhre zurückfließen, was zu dem sauren Aufstoßen, zu Übelkeit und Sodbrennen führen kann.
Auch eine zu üppige Mahlzeit oder ein Tritt des Kindes können dazu führen, dass Magensaft zurück in die Speiseröhre fließt.

Das hilft:
-Essen Sie lieber mehrere kleine Mahlzeit über den Tag verteilt als wenige große.
-Vermeiden Sie am besten fettige, frittierte, scharf angebratene, saure oder auch scharf gewürzte Speisen.

-Gönnen Sie sich nach dem Essen ein wenig moderate Bewegung, bspw. in Form eines Spaziergangs.
-Leiden Sie akut unter Sodbrennen, helfen Ihnen vielleicht 2-3 Mandeln schon weiter. Kauen Sie diese gut durch, bis sich ein richtiger Brei im Mund gebildet hat. Wenn Sie diesen nun runterschlucken, bindet er die Magensäure.
- Trinken Sie ein Glas kalte Milch oder kauen Sie einen Zwieback.
- Gegen nächtliches Sodbrennen kann es schon helfen, wenn Sie mit erhöhtem Oberkörper schlafen und die letzte Mahlzeit vor 18 Uhr einnehmen.

Rückenschmerzen

Rückenschmerzen sind Beschwerden, die häufiger gerade in der zweiten Hälfte der Schwangerschaft auftreten.
Das Gewicht, welches die Frau nun zu tragen hat, macht sich auch in der Körperhaltung bemerkbar. Durch den stetig zunehmenden Bauchumfang kommen viele Schwangere unbewusst ins Hohlkreuz. Die Rückenmuskulatur wird durch das ansteigende Gewicht nun vermehrt beansprucht. Nicht selten treten nun Blockaden im Kreuzbeingelenk auf oder aber, noch unangenehmer, das Kind drückt schmerzhaft auf den Ischiasnerv.

Das hilft:
- Gehen Sie häufiger schwimmen. Im Wasser hat Ihr Körper kein Gewicht zu tragen und Sie können quasi „schwerelos" moderate Bewegungen vornehmen und dem Strudel aus Schmerzen und Verspannung für kurze Zeit entfliehen.

- Leiden Sie akut unter Rückenschmerzen, gönnen Sie sich kurzzeitig etwas Bettruhe und legen sie sich beispielsweise ein Körnerkissen oder eine Wärmflasche auf den schmerzenden Bereich.
- Hohes Schuhwerk sollten Sie nun meiden und auf flache Schuhe zurückgreifen.
- Moderate Gymnastikübungen können Ihnen so manches Mal vielleicht schon weiterhelfen. Die folgende Übung können Sie ganz einfach ruhig öfters mal durchführen:

Begeben Sie sich in den Vierfüßlerstand, formen Sie nun – Wirbel für Wirbel- Ihre Wirbelsäule zu einem „Katzenbuckel“; atmen Sie 1-2 Mal tief ein und aus; lösen Sie den Katzenbuckel nun Wirbel für Wirbel wieder auf und kommen Sie in ein geführtes Hohlkreuz.

Diese Bewegungsabfolge können Sie 5-10 Mal hintereinander durchführen. Wichtig ist, dass Sie es achtsam und langsam machen. Hier geht es in erster Linie um die Mobilisation und Kräftigung Ihrer Wirbelsäule und nicht um sportliche Ambitionen.

Schwangerschaftsdiabetes

Der Schwangerschaftsdiabetes, auch Gestationsdiabetes genannt, ist eine Stoffwechselerkrankung, die vor allem ab der 24. SSW auftritt und ca. 8% aller Schwangeren betrifft. Oft sind übergewichtige Frauen und solche mit einer familiären Vorbelastung von dieser Form der Diabeteserkrankung betroffen.

Diese Variante der „Zuckerkrankheit“ kommt für die betroffenen Frauen oft überraschend, da sie unbemerkt und still entsteht. Oft verschwindet sie nach der Schwangerschaft auch wieder. Zurück bleibt jedoch das Risiko in späteren Jahren an Diabetes mellitus Typ II zu erkranken.

Bekommen Frauen diese Diagnose von Ihrem Arzt mitgeteilt, besteht oft verständlicherweise eine große Verunsicherung. Sollte während der Schwangerschaft doch ohnehin schon sehr auf die Ernährung geachtet werden, ist dies mit einem Gestationsdiabetes natürlich noch mal um ein Vielfaches wichtiger.

„Was bedeutet das für mein Baby?“ „Was darf ich denn nun eigentlich überhaupt noch essen?“ „Worauf muss ich alles achten?“ „Darf ich jetzt gar nichts mehr naschen?“, sind nur einige der in diesem Zusammenhang häufig gestellten Fragen. Keine Sorge! Inzwischen lässt sich auch ein Schwangerschaftsdiabetes gut händeln, sofern sich die betroffene Frau an einige Regeln hält.
Ein ganz wesentlicher Punkt ist eine entsprechend angepasste Ernährung. Es gibt inzwischen viele geeignete Rezepte, die den Diabetes berücksichtigen und trotzdem schmackhaft und leicht zuzubereiten sind. Betroffene Frauen müssen also weder auf Geschmack, noch auf Lebensqualität verzichten.

Doch was genau bedeutet „Diabetes“ nun eigentlich genau?
Liegt ein Diabetes vor, kann der eigene Körper nicht mehr genug Insulin produzieren, um die Kohlenhydrate (Zucker) aus dem Blut in die einzelnen Zellen zu transportieren. Der Zucker verweilt nun zu lange im Blut. Dies kann letztlich

dazu führen, dass das Baby übermäßig wächst und somit auch ein erhöhtes Geburtsgewicht erreicht. Dies wiederum kann zu Komplikationen während der Schwangerschaft, bzw. bei der Geburt führen. Darüber hinaus erhöht sich die Gefahr, dass sowohl Mutter als auch Kind dauerhaft an Diabetes erkranken.

Um dies zu vermeiden, gilt es bei einem diagnostizierten Schwangerschaftsdiabetes einmal mehr, das eigene Ernährungsverhalten kritisch zu hinterfragen und noch bewusster damit umzugehen. Die gute Nachricht ist, dass mit einer Ernährungsumstellung und ein wenig moderater Bewegung die Risiken der Erkrankung schon erheblich reduziert werden können.

Sie sollten Ihren Verzehr an Salat und Gemüse nun ein wenig erhöhen, da sich in beiden naturbedingt viel Wasser und Ballaststoffe befinden, die keinen Einfluss auf den Blutzucker haben.

Beachten Sie, dass Kohlenhydrate und Zucker nun auch nicht gänzlich verboten sind. Heute weiß man, dass es aber die richtigen Kohlenhydrate sein sollten, die die Frau zu sich nimmt und auch Süßes nicht komplett tabu ist.

Das hilft:

- Nehmen Sie wenig Zucker und Weißmehlprodukte zu sich.
- Bevorzugen Sie ballaststoffreiche Vollkornkost und frisches Gemüse.
- Nehmen Sie Obst aufgrund des Fruchtzuckers nur in Maßen zu sich (dazu zählen insbesondere Obstsäfte).
- Vermeiden Sie synthetische Süßstoffe, wie z. B. Acesulfam, Cyclamat, Saccharin.

- Nehmen Sie lieber 6 kleine Mahlzeiten am Tag zu sich, als 2-3 große.
- Vermeiden Sie Stress.

Um Ihnen jedwede Unsicherheiten zu nehmen, sollten Sie die individuellen Details mit Ihrem Arzt besprechen. Er wird Ihnen hilfreiche Tipps geben, wie Sie sich in Ihrem Fall nun am besten verhalten sollten, welche Nahrungsmittel zu meiden sind und welche Sportart oder Bewegungsvariante für Sie nun am besten geeignet ist.

Verstopfung

Während der Schwangerschaft wird der Darm oftmals leider auch etwas träge, was dazu führt, dass man das Gefühl hat, sich nicht so entleeren zu können, wie man es vielleicht gern würde.
Was Sie nun nicht tun sollten, ist die eigenmächtige Einnahme von Abführmitteln. Auch sollten Sie bei Ihrem Toilettengang nicht aus vollen Kräften „pressen“ um sich zu erleichtern (das dürfen Sie während der Geburt schon genug). Versuchen Sie es am besten erst einmal auf eine sanfte Art und Weise mit Hilfe der unten genannten Optionen und schauen Sie, wie Ihr Körper reagiert.

Das hilft:
- Flohsamenschalen, Weizenkleie und Leinsamen in Ihren Joghurt oder unter Ihr Müsli gemischt, regt die Darmtätigkeit an.
- Essen Sie Feigen, getrocknete Pflaumen oder Aprikosen, Vollkornprodukte, Sauerkraut, rohes Obst und Gemüse

- Sorgen Sie für ausreichend Bewegung an der frischen Luft; täglich 30 Minuten spazieren gehen wirkt sich bereits positiv auf die Darmaktivität aus.
- Achten Sie darauf, dass Sie genug Flüssigkeit zu sich nehmen.

Sollte sich das Verdauungsproblem damit nicht lösen und/ oder Sie unter Schmerzen beim Stuhlgang leiden, sollten Sie dies umgehend mit Ihrem Arzt oder Ihrer Hebamme besprechen.

Wadenkrämpfe

Leiden Sie unter wiederkehrenden Wadenkrämpfen, kann dies ein Zeichen von Magnesiummangel sein. Nicht selten reißt es einen in der Nacht deswegen sehr unsanft aus dem Schlaf. Beunruhigen braucht Sie das nicht unbedingt, allerdings ist dies dennoch ein Signal des Körpers, dass Sie Ihre Magnesiumzufuhr einmal kontrollieren und ggf. etwas erhöhen sollten.

Das hilft:
- Essen Sie magnesiumhaltige Speisen: Vollkornprodukte, Milch- und Milchprodukte und viel grünes Gemüse.
- Trinken Sie magnesiumhaltiges Mineralwasser.
- Gönnen Sie sich hin und wieder mal ganz bewusst eine kleine „Venenpumpe“ und führen Sie folgende Übung durch: *Stellen Sie sich dazu abwechselnd auf Ihre Zehenspitzen und anschließend auf die Fersen. Wippen Sie nun langsam und behutsam einige Male von den Zehen auf die Fersen.*

Diese leichte und schnell durchzuführende Übung unterstützt die Blutzirkulation in den Beinen und kann Wadenkrämpfen vorbeugen.

Übelkeit und Erbrechen

Beides gehört für einen Großteil der Frauen leider zu den unweigerlichen Begleiterscheinungen einer Schwangerschaft. Gerade mit der morgendlichen Übelkeit haben viele Schwangere in den ersten Wochen und Monaten zu kämpfen.
Es kann auch vorkommen, dass einigen von ihnen auch von früh bis spät übel ist, was diese Phase der Schwangerschaft dann schon etwas beschwerlich machen kann.
Sehr wahrscheinlich wird diese Übelkeit durch das Schwangerschaftshormon HCG im Körper der Frau hervorgerufen, welches gerade in den ersten drei Monaten enorm ansteigt. Nach der 12. Woche sinkt dieser Wert wieder etwas, was auch erklären würde, warum die Übelkeit dann oft nachlässt.

Das hilft:
- Stehen Sie morgens langsam und behutsam aus dem Bett auf; abrupte Bewegungen können einen spontanen Brechreiz auslösen.
- Meiden Sie fettige Speisen und ernähren Sie sich mit frischer und nährstoffreicher Kost, verteilt auf mehrere kleine Mahlzeiten am Tag.
- Vermeiden Sie Fertigprodukte & Fast Food.
- Gönnen Sie sich Ruhe und entspannen Sie nun öfters auch mal ganz bewusst; hier können kleine Meditationseinheiten schon sehr hilfreich sein.

- Sollten Sie häufig und stark erbrechen, kann Trockenobst durch das darin enthaltene Kalium den Elektrolytverlust wieder ausgleichen.
- Leiden Sie an anhaltender Übelkeit, können Bitterstoffe aus Artischocken, Pampelmusen, Radicchio- und Rucolasalat helfen.

Müdigkeit

Eine erhöhte Müdigkeit während der Schwangerschaft ist keine Seltenheit und durchaus verständlich. Ihr Körper vollbringt nun absolute Höchstleistung, was natürlich auch an Ihren Energiereserven zehren kann.
Hören Sie auf Ihren Körper und gönnen Sie sich nun öfters auch mal eine kleine Auszeit, wenn nötig auch am helllichten Tag.
Versuchen Sie auch, Ihrem eventuell gesteigerten Schlafbedürfnis nachzugehen- Ihr Körper braucht diese Ruhe gerade dringend. Ähnlich wie bei der Übelkeit, lässt dieses Symptom der Müdigkeit oft nach den ersten drei Monaten nach.

Das hilft:
- Legen Sie öfters mal eine kleine sanfte Gymnastikeinheit im Freien, oder aber am geöffneten Fenster ein; das bringt den Kreislauf wieder in Schwung und Sie erhalten eine Extraportion Sauerstoff
- Gönnen Sie sich tagsüber zwischendurch mal hin und wieder einen kleinen Snack in Form von Nüssen, einem Müsliriegel, Trockenfrüchten oder frischem Obst oder Gemüse

- Vermeiden sollten Sie nun auch schwer verdauliche, fettige und große Portionen bei Ihren Mahlzeiten- diese liegen Ihnen dann nämlich erst recht schwer im Magen.
- Denken Sie an eine ausreichende Flüssigkeitszufuhr; am besten mindestens zwei Liter täglich.

12 Allgemeine Tipps

An dieser Stelle im Buch angekommen, haben Sie nun schon viel erfahren, worauf es bei einer gesunden, ausgewogenen Ernährung während der Schwangerschaft ankommt. Sie wissen nun, mit welchen unangenehmen Begleiterscheinungen Sie konfrontiert werden könnten und haben ja vielleicht auch schon die Bekanntschaft mit der ein oder anderen gemacht.

Davon abgesehen, möchte ich Ihnen in diesem Kapitel **12 Tipps** an die Hand geben, die nicht nur während der Schwangerschaft, sondern auch in der Stillzeit hilfreich für Sie sein können.

Tipp 1: Lassen Sie sich nicht stressen- auch und vor allen Dingen nicht beim Essen. Ihnen ist nicht nach Kochen? Dann lassen Sie es bleiben und gönnen Sie sich stattdessen eine Scheibe Vollkornbrot mit magerer Wurst oder Käse. Snacken Sie dabei noch ein paar Gemüsesticks und wenn Sie mögen, legen Sie dabei auch noch die Beine hoch. Erlaubt ist, was Ihnen guttut.

Tipp 2: Womit wir schon beim nächsten Punkt sind: Ja, vollwertige, ausgewogene Ernährung ist unerlässlich, um Ihre Gesundheit und die Ihres Babys zu schützen. Das sollte allerdings nicht in ein verkrampftes und verunsichertes Verhalten ausarten. Jedes Gramm Fleisch oder Käse auf die Goldwaage zu legen, entspannt Sie ganz sicher nicht. Entwickeln Sie mit der Zeit ein Gespür für eine abwechslungsreiche Kost. Die Informationen und die leckeren Rezepte in diesem Buch helfen Ihnen hier gut weiter. Und auch wenn Sie mal einen schwachen Moment hatten und zu Fast Food gegriffen haben, geht davon nicht die Welt unter. Nur zur Regel sollte es definitiv nicht werden.

Tipp 3: Sollten Sie sich häufiger dabei ertappen, dass Ihnen die Lust zum Kochen fehlt, können Sie sich natürlich auch einen kleinen Vorrat an Speisen zulegen, die Sie bei Bedarf schnell und unkompliziert zubereiten, bzw. auftauen können. So kommen Sie schnell an eine komplette Mahlzeit, ohne dass Sie sich zwingen müssen, stundenlang in der Küche am Herd zu stehen.

Tipp 4: Achten Sie auf Ihre Verdauung. Nehmen Sie Durchfall, Verstopfung oder ein permanentes Völlegefühl nicht einfach so hin. Seien Sie achtsam und hinterfragen Sie, wann die Beschwerden auftreten und mit welchen Speisen diese ggf. in Verbindung stehen. Oft lassen sich durch minimale Anpassungen im Ernährungsverhalten Sodbrennen & Co. schon verhindern.

Tipp 5: Nehmen Sie sich ausreichend Zeit für Ihre Mahlzeiten. Gerade wenn Sie berufstätig sind, sollten Sie diesen Punkt nicht auf die leichte Schulter nehmen. Mal schnell noch zwischen zwei Meetings auf einen Abstecher in die Kantine, ist keine entspannte Pause. Nehmen Sie sich ganz bewusst die Zeit für eine ungestörte Mahlzeit und kauen Sie jeden Bissen gut durch. Das kommt nämlich letztlich auch Ihrer Verdauung zu Gute und verringert die Gefahr von Verdauungsproblemen.

Tipp 6: Ich kann gar nicht oft genug erwähnen, wie wichtig gerade jetzt eine gute Nährstoffbilanz ist. Diese erreichen Sie am besten, wenn Sie regional und saisonal Nahrungsmittel kaufen. Lange Transportwege entfallen ebenso, wie die häufige Belastung mit Pestiziden. Informieren Sie sich einfach mal, ob es einen Bauern oder einen Hofladen in Ihrem Ort, oder einem benachbarten Ort gibt. Gibt es vielleicht einen Wochenmarkt, der regelmäßig regionale Produkte anbietet? Ich bin sicher, Sie werden fündig, wenn Sie sich gezielt auf die Suche begeben.

Tipp 7: Auch wenn Sie keinen Bauern ausfindig machen können, achten Sie beim Kauf von Obst und Gemüse möglichst darauf, dass Sie Bio-Produkte kaufen. Sie sind nachweislich weniger mit Schadstoffen belastet und versorgen Sie und Ihr Baby mit einem höheren Anteil an Nähr- und Vitalstoffen als Obst und Gemüse ohne Bio-Qualität.

Tipp 8: Sie kennen vielleicht die Empfehlung „Fünf-am-Tag“. Gemeint sind damit fünf Portionen Obst, Salat oder Gemüse über den Tag verteilt, die man zu sich nehmen sollte. Wenn Sie unsicher sind, wie groß die Menge jeweils ausfallen sollte, können Sie dazu Ihre Hand als Maßeinheit verwenden. 1 Portion = 1 Handvoll. Damit sind Sie auf der sicheren Seite und können in etwa abschätzen, wie viel Sie zu sich nehmen sollten.

Tipp 9: Bevorzugen Sie als Getränk am besten natriumarmes, magnesiumreiches Mineralwasser, welches *nicht enteisent* ist. Sie können gern auch stilles Wasser zu sich nehmen, wenn Sie unter Sodbrennen leiden sollten.

Tipp 10: Versuchen Sie auf Ihren Biorythmus zu hören. Wann signalisiert der Körper, dass er Nahrung braucht (Hungergefühl)? Wann fühlen Sie sich fit und belastbar? Wann benötigen Sie eine Pause, weil der Akku leer ist? Wann werden Sie müde und benötigen Schlaf?
Gehen Sie gerade während der Schwangerschaft achtsam mit Ihren Bedürfnissen um und ignorieren Sie sie nicht einfach. Ihr Körper versucht damit, Sie darauf hinzuweisen, dass er grad dringend etwas Bestimmtes benötigt. Ihrem Wohl, sowie dem Ihres Kindes zuliebe, sollten Sie möglichst versuchen, Ihren Tagesablauf nach Ihrem ganz individuellen Biorythmus zu strukturieren. Allein damit leisten Sie schon einen wertvollen Beitrag zu einer entspannteren Schwangerschaft.

Tipp 11: Verläuft Ihre Schwangerschaft bislang komplikationslos und Sie fühlen sich fit und ausgeglichen, steht auch einer Reise nichts im Wege. Der optimale Reisezeitraum liegt im 2. Trimester, wenn das kritische 1. Trimester überstanden ist und das beschwerliche 3. Trimester noch nicht angebrochen ist.
Achten Sie bei der Auswahl Ihres Urlaubslandes allerdings auf mögliche Infektionsgefahren. Auch sollten Sie überdenken, ob es nun noch unbedingt eine Fernreise sein muss oder ob ein Urlaub im europäischen Ausland nicht auch den gewünschten Erholungseffekt bringt. Eine lange

Anfahrtszeit, Jetlag und mögliche Klimaveränderungen sind damit schon mal kein Problem mehr. Darüber hinaus hat auch unser schönes Deutschland durchaus attraktive Urlaubsziele, über die es sich nachzudenken lohnt.

Tipp 12: Bitte bedenken Sie, dass gerade durch eine veränderte Ernährung im Ausland Durchfallerkrankungen keine Seltenheit sind. Insbesondere während der Schwangerschaft sollten Sie hier natürlich besondere Vorsicht walten lassen:

- Trinken Sie kein Leitungswasser; auch zum Zähneputzen nutzen Sie bitte Mineralwasser.
- Verzichten Sie am besten komplett auf Eiswürfel; sie enthalten oft Krankheitserreger.
- Insbesondere in warmen Ländern trinken Sie ausreichend Mineralwasser, um einen Flüssigkeitsmangel zu vermeiden.
- Den Verzehr von leicht verderblichen Speisen, wie Speiseeis, Mayonnaise oder Cremedesserts sollten Sie auch besser auf zu Hause verschieben.
- Frisches Obst sollten Sie am besten schälen. Halten Sie sich stets den Spruch vor Augen „Peel it; cook it; boil it or forget it!“

Auf deutsch:

„Schäle es, brate es, koche es, oder vergeß`es!“

Klingt im Grund doch alles gar nicht so schwierig und durchaus machbar, oder?

Do`s & Dont`s in der Schwangerschaft - Kurz & Kompakt

Nun haben Sie den theoretischen Teil dieses Ratgebers schon fast geschafft. Abschließend möchte ich Ihnen an dieser Stelle noch einmal kurz und knackig die wichtigsten „Do`s and Dont`s" übersichtlich darstellen. So haben Sie alle wesentlichen Informationen zur Hand, wenn es doch mal schnell gehen muss. Starten wir mit den angenehmen Dingen, den Do´s! Diese dürfen Sie sich nun gönnen, bzw. Sie sollten auf diese besonders achten:

Do´s:
- Hygiene in der Küche
- Gesunde Ernährung
- Ruhe und Entspannung -> so oft es geht
- Sex und Geschlechtsverkehr (ja, auch das ist durchaus erlaubt!)
- Moderater Sport und Bewegung
- Sich mit anderen Schwangeren austauschen (z. B. Geburtsvorbereitungskurs)
- Schwangerschaftsyoga, Beckenbodengymnastik, Schwimmkurs
- gesteigerte Zahnpflege

Dont`s:

- Alkohol und Nikotin sind während der Schwangerschaft und der Stillzeit strikt verboten.
- Stress und Hektik vermeiden.
- Keine Sportarten mit erhöhter Verletzungsgefahr.
- Für die Dauer der Schwangerschaft sollten keine Diäten durchgeführt werden.
- Verzehr von Weißmehlprodukten und den Konsum von Zucker auf ein Minimum reduzieren.
- Fertigsalate aus dem Beutel, Sprossen und Keimlinge ebenso meiden wie fauliges Gemüse und Obst.
- Extrem fettige Speisen, Frittiertes, Paniertes, Fertiggerichte, Fast Food und Wurstwaren reduzieren, bzw. ganz vermeiden.
- Rohes Fleisch, rohen Fisch und Rohmilchprodukte grundsätzlich meiden.
- „Essen für 2" ist nicht erforderlich.
- Scharfe/ aggressive Haushaltsreiniger/ Reinigungs- und Desinfektionsmittel vermeiden.

An dieser Stelle im Buch angekommen, verfügen Sie über das nötige Wissen, um sich nun bewusst und voller Tatendrang dem praktischen Teil dieses Ratgebers zuzuwenden.
Lassen Sie sich daher auf den folgenden Seiten von den vielen leckeren Rezepten zum Ausprobieren animieren und erkennen Sie, dass es letztlich gar nicht so schwierig ist, sich ausgewogen und gesund zu ernähren.

Sie wissen nun, in welchen Nahrungsmitteln welche Nährstoffe verborgen sind und können allein dadurch schon

für eine gezielte Aufnahme von bestimmten Vitaminen, Spurenelementen und Mineralstoffen sorgen.
Haben Sie Geduld mit sich und lassen Sie sich Zeit, sich an die veränderten Lebensbedingungen zu gewöhnen. Sie tragen nun immerhin eine große Verantwortung für Ihre Gesundheit und damit unweigerlich auch für die Ihres Kindes.
Genießen Sie diese ganz besondere Zeit in Ihrem Leben und tun Sie sich, so oft es geht, etwas Gutes.

Ich hoffe, dass Sie für sich zahlreiche wissenswerte Informationen aus diesem Buch mitnehmen konnten. Ich wünsche Ihnen eine unbeschwerte, komplikationslose Schwangerschaft und für Sie und Ihr Baby alles erdenklich Gute.

Ihre Christine Rosenstein

P.S. Über eine Bewertung des Buches freue ich mich sehr. Nur dadurch kann ich weiterhin meinen Traum leben junge Familien erfolgreich zu unterstützen.

Rezepte

Gesunde und Optimale Ernährung in der Schwangerschaft

Getränke & Smoothies

Rote-Rüben-Saft

Portionen: 2

Schwierigkeitsgrad: leicht

Zutaten

- 3 Knollen rote Beete
- 2 Möhren
- 2 Äpfel
- 1 Stück Ingwer (etwa 2 cm lang)
- ½ Zitrone

Zubereitung

1. Die Zitrone auspressen. Den Saft mit einem Sieb in einer Tasse auffangen.
2. Die Äpfel schälen. Das Kerngehäuse und den Stielansatz entfernen und die Äpfel dann klein raspeln.
3. Die Möhren schälen und klein raspeln.
4. Den Ingwer schälen und klein raspeln.
5. Die rote Beete schälen und ebenfalls klein raspeln. Achten Sie hier darauf, zuvor Küchenhandschuhe anzuziehen.
6. Die Raspeln in einen Mixer geben, etwas Wasser zugeben und alles klein mixen. Die fertige Masse durch ein sauberes Küchentuch pressen.
7. Mit einem Entsafter genügt es, die Zutaten in Stücke zu schneiden. Alles andere macht das Gerät.
8. Den Saft mit dem Zitronensaft mischen, in Gläser füllen und servieren.

Rote-Beete-Smoothie

Portionen: 2

Schwierigkeitsgrad: leicht

Zutaten

- 4 rote Beete
- 1 Apfel
- 1 Stück Ingwer (2 cm lang etwa)
- 200 ml Apfelsaft
- 1 TL Zimt

Zubereitung

1. Den Ingwer schälen und kleine Stücke schneiden.
2. Den Apfel schälen. Das Kerngehäuse und den Stielansatz entfernen und den Apfel dann in schmale Stücke schneiden.
3. Die rote Beete schälen und in große Würfel schneiden. Geben Sie diese in einen Topf mit 300 ml Wasser und kochen Sie sie eine viertel Stunde lang.
4. Nehmen Sie den Topf vom Herd und lassen sie ihn abkühlen. Geben Sie danach die rote Beete mitsamt dem Wasser, die Apfelstücke, die Ingwerstücke, den Apfelsaft und den Zimt in einen Mixer. Mixen Sie alles gut durch. Geben Sie den fertigen Smoothie in passende Gläser und servieren Sie ihn so.

Rhabarber-Erdbeer-Limo

Portionen: 2

Schwierigkeitsgrad: leicht

Zutaten

- 3 Stangen Rhabarber
- 100 g Erdbeeren
- 3 Blätter Minze
- 1 EL Agavendicksaft

Zubereitung

1. Am Ende und am Beginn etwa 1 cm der Rhabarberstangen abschneiden. Die Stangen schälen und in ca. 2 cm kleine Stücke schneiden.
2. Die Erdbeeren verlesen. Den Stielansatz entfernen. Die Erdbeeren waschen und dann vierteln.
3. Die Minze waschen und trocken schütteln.
4. Rhabarberstücke, Erdbeeren, Minze, den Agavendicksaft und 50 ml Wasser in einen Topf geben und 12 Minuten köcheln lassen.
5. Mit einem Sieb die festen Stoffe aussieben. Den Saft in einer Schüssel auffangen.
6. Den Saft abkühlen lassen, mit einem Liter Mineralwasser mischen und dann servieren. Die Minze zum Garnieren verwenden.

Zitronen-Eistee

Portionen: 2

Schwierigkeitsgrad: leicht

Zutaten

- 1 Zitrone
- 1 Zweig Zitronenmelisse
- 2 Blätter Minze
- 1 TL Honig
- 2 Beutel Kräutertee

Zubereitung

1. Die Zitrone auspressen. Den Saft mit einem Sieb in einer Tasse auffangen.
2. Die Minze und die Zitronenmelisse waschen und trocken schütteln.
3. Mit 1,5 Liter heißem Wasser den Kräutertee ansetzen. 10 Minuten ziehen lassen und dann die Teebeutel entfernen.
4. Das Getränk abkühlen lassen.
5. Den Honig, den Zitronensaft, die Minze und die Zitronenmelisse zugeben. Den fertigen Eistee eine Stunde im Kühlschrank ziehen lassen und dann servieren. An heißen Tagen Eiswürfel in die Gläser geben.

Minzen-Eistee

Portionen: 2

Schwierigkeitsgrad: leicht

Zutaten

- 4 Zweige Minze
- 1 EL Zitronensaft
- 1 TL Honig

Zubereitung

1. Die Minze waschen und trocken schütteln.
2. Bringen Sie 1 Liter Wasser zum kochen. Geben Sie die Minze in eine feuerfeste Karaffe, eine Kanne oder in einen Topf. Gießen Sie das Wasser darüber. Geben Sie den Zitronensaft und den Honig dazu. Kurz umrühren.
3. Lassen Sie den Tee erst auf Zimmertemperatur abkühlen und stellen Sie ihn dann eine Stunde in den Kühlschrank.
4. Servieren Sie den Eistee mit Eiswürfeln.

Heidelbeer-Smoothie

Portionen: 2

Schwierigkeitsgrad: leicht

Zutaten

- 150 g Heidelbeeren
- 1 Apfel
- 1 Banane
- 100 g Naturjoghurt

Zubereitung

1. Die Heidelbeeren verlesen und waschen. Kleine noch vorhandene Stiele entfernen.
2. Den Apfel schälen. Das Kerngehäuse und den Stielansatz entfernen und den Apfel dann in schmale Scheiben schneiden.
3. Die Banane schälen und in kleine Stücke schneiden.
4. Die Heidelbeeren, die Apfelstücke und die Bananenstücke in einen Mixer geben. Den Joghurt und 80 ml Wasser dazugeben. Alles gut durchmixen.
5. Geben Sie den fertigen Smoothie in passende Gläser und servieren Sie ihn so.

Himbeer-Lassi

Portionen: 2

Schwierigkeitsgrad: leicht

Zutaten

- 100 g Himbeeren
- 125 g Naturjoghurt
- 50 ml Milch
- 1 Prise Salz

Zubereitung

1. Die Himbeeren verlesen und waschen.
2. Die Himbeeren in einen Mixer geben. Den Joghurt, die Milch und eine Prise Salz dazugeben. Alles gut durchmixen.
3. Geben Sie den fertigen Smoothie in passende Gläser und servieren Sie ihn so.

Grapefruit-Kiwi Bowl

Portionen: 2

Schwierigkeitsgrad: leicht

Zutaten

- 1 Kiwi
- 1 Grapefruit
- 1 EL Chiasamen
- 1 TL Honig

Zubereitung

1. Die Chiasamen mit 100 ml Wasser in eine Schüssel oder einen kleinen Topf geben. Diese im Kühlschrank eine halbe Stunde ruhen lassen.
2. Die Kiwi schälen und in kleine Stücke schneiden.
3. Die Grapefruit halbieren und auspressen. Den Saft mit einem Sieb in einem Mixbecher auffangen.
4. Den Chiasamen mit dem Wasser in einen Mixbecher geben. Den Grapefruitesaft, die Kiwistücke und den Honig dazu geben. Alles gut durchmixen und in Gläsern servieren.

Wassermelonen-Limetten-Bowl

Portionen: 2

Schwierigkeitsgrad: leicht

Zutaten

- 200 g Wassermelone (eine große Scheibe ohne Schale oder mehrere kleine Scheiben)
- ½ Limette
- 4 Blätter Pfefferminze
- 1 Zweig Zitronenmelisse
- 2 EL Rohrzucker

Zubereitung

1. Die Wassermelone in kleine Würfel schneiden.
2. Die Limette halbieren und eine Hälfte auspressen.
3. Die Pfefferminze und die Zitronenmelisse waschen und trocken schütteln.
4. 100 g der Wassermelone in einer Schüssel mit dem Limettensaft, der Zitronenmelisse und dem Zucker mischen. Die Mischung eine Stunde an einem kühlen Ort ruhen lassen.
5. Die übrigen 100 g Wassermelone in einen Mixbecher geben. Die Pfefferminze und 50 ml Mineralwasser dazugeben. Die Mischung gut durchmixen und ebenfalls kaltstellen.
6. Beide Mischungen zusammengeben, eine Stunde ruhen lassen und dann servieren.

Kirschlimonade

Portionen: 2

Schwierigkeitsgrad: leicht

Zutaten

- 100 g frische Kirschen
- 1 EL Agavendicksaft
- 1 EL Zitronensaft
- 4 Blätter Minze

Zubereitung

1. Die Minze waschen und trocken schütteln.
2. Die Kirschen waschen. Die Stiele entfernen und die Kirschen entsteinen.
3. 1/3 der Kirschen zur Seite stellen (ca. 30 g). Die anderen Kirschen mit einem Mixstab pürieren. Das Kirschpüree mit Agavendicksaft, dem Zitronensaft und 500 ml Mineralwasser mischen. Die Mischung pürieren und eine Stunde in den Kühlschrank stellen.
4. Die Kirschmischung in Gläser füllen. Die noch übrigen Kirschen und die Minze auf zwei Gläser aufteilen und so servieren.

Johannisbeer-Mocktail

Portionen: 2

Schwierigkeitsgrad: leicht

Zutaten

- 200 g Johannisbeeren
- 50 g Himbeeren
- 1 Limette
- 2 Zweige Pfefferminze
- 1 EL Rohrzucker
- 6 Eiswürfel

Zubereitung

1. Die Johannisbeeren und die Himbeeren verlesen und waschen. Verwenden Sie Tk-Ware, tauen Sie diese auf.
2. Die Limette aufschneiden und ausdrücken. Den Saft auffangen.
3. Aus 6 Eiswürfeln mit dem Mixer Crushed-Eis herstellen. In den Mixbecher mit dem Crushed-Eis den Rohrzucker, die Johannisbeeren und die Himbeeren geben. Ebenfalls die Pfefferminze und den Limettensaft zugeben. Alles gut durchmixen.
4. Den Saft eine Stunde in den Kühlschrank stellen und dann mit Eiswürfeln servieren.

Joghurt / Mango Lassi

Portionen: 2

Schwierigkeitsgrad: leicht

Zutaten

- 150 g Joghurt (fettarm)
- 50 ml Milch
- 1 TL Honig
- etwas Kardamon
- 2 Fäden Safran
- 100 ml Mineralwasser
- 1 Mango

Zubereitung

1. Joghurt, Milch und Honig in einen Mixer geben. Den Kardamom, den Safran und 100 ml Mineralwasser dazugeben. Alles gut durchmixen und frisch servieren.
2. Für einen fruchtigen Mangolassi eine reife Mango pürieren und zu den anderen Zutaten dazugeben. Eine Prise Zimt können Sie ebenfalls zum Mangolassi zugeben.

Sommer-Beerenshake

Portionen: 2

Schwierigkeitsgrad: leicht

Zutaten

- 50 g Erdbeeren
- 50 g Himbeeren
- 100 ml Milch (fettarm)
- 2 EL Joghurt (fettarm)
- 2 EL Honig

Zubereitung

1. Die Erdbeeren und die Himbeeren verlesen und waschen. Verwenden Sie Tk-Ware, tauen Sie diese auf.
2. Die Beeren in einen Mixer geben. Die Milch, den Joghurt und den Honig zugeben. Alles gut durchmixen und frisch servieren.

Beeren-Smoothie

Portionen: 2

Schwierigkeitsgrad: leicht

Zutaten

- 1 Orange
- 1 Banane
- 100 g Beerenmischung (Heidelbeeren, Himbeeren o.ä.)
- 60 g rote Beete
- 250 ml Apfelsaft
- 250 ml Mineralwasser

Zubereitung

1. Die rote Beete schälen und in kleine Würfel schneiden.
2. Die Beeren verlesen und waschen. Verwenden Sie Tk-Ware, tauen Sie diese auf.
3. Die Orange schälen und in kleine Würfel schneiden. Die Fasern entfernen.
4. Die Banane schälen und in Scheiben schneiden.
5. Die rote Beete mit den Beeren, der Orange und der Banane in einen Mixer geben. Den Apfelsaft und 250 ml Mineralwasser dazu geben. Die Mischung durchmixen.
6. Geben Sie den fertigen Smoothie in passende Gläser und servieren Sie ihn so.

Spinat-Mango-Smoothie

Portionen: 2

Schwierigkeitsgrad: leicht

Zutaten

- 1 Handvoll Blattspinat
- 1 Banane
- ½ Mango
- 250 ml Orangensaft
- 250 ml Mineralwasser

Zubereitung

1. Den Spinat waschen, verlesen und klein schneiden.
2. Die Banane schälen und in Scheiben schneiden.
3. Die Mango schälen, den Stein entfernen und die Hälfte der Frucht in Stücke schneiden. Die andere Hälfte im Kühlschrank aufbewahren.
4. Den Spinat mit den Bananenstückchen und den Mangostücken in einen Mixer geben. Den Orangensaft und 250 ml Mineralwasser dazugeben. Alles gut durchmixen.
5. Geben Sie den fertigen Smoothie in passende Gläser und servieren Sie ihn so.

Orangen-Mango-Smoothie

Portionen: 2

Schwierigkeitsgrad: leicht

Zutaten

- 2 Orangen
- ½ Mango
- 1 Möhre
- 1 EL Zitronensaft
- 1 TL Honig
- 250 ml Möhrensaft
- 250 ml Mineralwasser

Zubereitung

1. Die Orangen schälen und in kleine Würfel schneiden. Die Fasern entfernen.
2. Die Möhre schälen und in grobe Stücke schneiden.
3. Die Mango schälen, den Stein entfernen und die Hälfte der Frucht in Stücke schneiden. Die andere Hälfte im Kühlschrank aufbewahren.
4. Die Mangostücke, die Orangen- und Möhrenstücke in einen Mixer geben. Den Zitronensaft, den Honig und den Möhrensaft dazugeben. Alles gut durchmixen.
5. Geben Sie den fertigen Smoothie in passende Gläser und servieren Sie ihn so

Bananen-Salt-Smoothie

Portionen: 2

Schwierigkeitsgrad: leicht

Zutaten

- 1 Handvoll Feldsalat
- 1 Banane
- 1 Apfel
- 250 ml Orangensaft
- 250 ml Mineralwasser

Zubereitung

1. Den Salat waschen, trocken schütteln und klein schneiden.
2. Die Banane schälen und in Scheiben schneiden.
3. Den Apfel schälen. Das Kerngehäuse und den Stielansatz entfernen und den Apfel dann in schmale Scheiben schneiden.
4. Den Feldsalat, die Apfel- und Bananenstücke in einen Mixer geben. Den Orangensaft und 250 ml Mineralwasser dazugeben. Alles gut durchmixen.
5. Geben Sie den fertigen Smoothie in passende Gläser und servieren Sie ihn so.

Chia-Samen-Smoothie

Portionen: 2

Schwierigkeitsgrad: leicht

Zutaten

- 2 TL Chiasamen
- 1 Orange
- 1 Banane
- 1 Handvoll Beeren gemischt (Heidelbeeren, Himbeeren o-ä.)
- 2 EL Joghurt
- 5 g Ingwer
- 1 EL Haferflocken
- 250 ml Mandelmilch

Zubereitung

1. Die Banane schälen und in Scheiben schneiden. Die Orange schälen und in kleine Würfel schneiden. Die Fasern entfernen. Die Beeren verlesen und waschen. Tk-Ware auftauen.
2. Den Ingwer schälen und klein schneiden.
3. Die Chiasamen mit der Orange, den Bananenstücken und dem Joghurt in einen Mixer eben. Den Ingwer, die Haferflocken und die Mandelmilch dazugeben. Alles gut durchmixen.
4. Geben Sie den fertigen Smoothie in passende Gläser und servieren Sie ihn so.

Mango-Avocado-Smoothie

Portionen: 2

Schwierigkeitsgrad: leicht

Zutaten

- 1 Avocado
- ½ Mango
- 1 Handvoll Spinat
- 250 ml Mandelmilch

Zubereitung

1. Die Mango schälen, den Stein entfernen und die Hälfte der Frucht in Stücke schneiden. Die andere Hälfte im Kühlschrank aufbewahren.
2. Die Avocado halbieren, mit einem Löffel das Innere aus beiden Hälften herausheben und in einen Mixbecher geben.
3. Die Mangostücke, den Spinat und die Mandelmilch in den Mixbecher geben. Alles gut durchmixen.
4. Geben Sie den fertigen Smoothie in passende Gläser und servieren Sie ihn so.

Dattel-Mandel-Smoothie

Portionen: 2

Schwierigkeitsgrad: leicht

Zutaten

- 1 Banane
- 4 Datteln
- 2 TL Backkakao
- 150 ml Mandelmilch

Zubereitung

1. Die Datteln klein schneiden.
2. Die Banane schälen und in Scheiben schneiden.
3. Die Bananenstücke, die Datteln, den Backkakao und die Mandelmilch in einen Mixer geben. Alles gut durchmixen.
4. Geben Sie den fertigen Smoothie in passende Gläser und servieren Sie ihn so.

Holunderblüten-Mocktail

Portionen: 2

Schwierigkeitsgrad: leicht

Zutaten

- 5 Blätter Zitronenmelisse
- 1 Limette
- 25 ml Holunderblütensirup
- 50 ml Mineralwasser

Zubereitung

1. Die Zitronenmelisse waschen und trocken schütteln.
2. Die Limette auspressen. Den Saft mit einem Sieb in einer Tasse auffangen.
3. Den Saft der Limette in eine Karaffe kippen. Dazu geben Sie den Holunderblütensirup, die Zitronenmelisse und das Mineralwasser.
4. Genießen Sie den Mocktail frisch. An warmen Tagen geben Sie Eiswürfel dazu.

Mango-Margarita

Portionen: 2

Schwierigkeitsgrad: leicht

Zutaten

- 6 Himbeeren
- 1 Stck Ingwer (ca. 2 cm lang)
- 1 Spritzer Limettensaft
- 100 ml Mangosaft
- 100 ml Grapefruitesaft

Zubereitung

1. Den Ingwer schälen und klein raspeln.
2. Die Himbeeren verlesen und waschen. Kleine noch vorhandene Stiele entfernen.
3. Geben Sie die Himbeeren mit dem geraspelten Ingwer, dem Limettensaft, dem Mangosaft und den Grapefruitesaft in einen Mixer. Mixen Sie alles gut durch.
4. Geben Sie den fertigen Saft in passende Gläser und servieren Sie ihn so.

Blaubeer-Mojito alkoholfrei

Portionen: 2

Schwierigkeitsgrad: leicht

Zutaten

- 125 g Blaubeeren
- 3 Limetten
- 8 Blätter frische Minze
- 2 TL Rohrzucker
- 60 ml Ginger Ale
- 30 ml Mineralwasser

Zubereitung

1. Die Blaubeeren verlesen und waschen. Kleine noch vorhandene Stiele entfernen.
2. Die Limette auspressen. Den Saft mit einem Sieb in einer Tasse auffangen.
3. Die Minze waschen und trocken schütteln.
4. Geben Sie die Blaubeeren, den Limettensaft, den Rohrzucker, den Ginger Ale und das Mineralwasser in mixen Sie alles gut durch.
5. Geben Sie das Getränk in eine Karaffe. Geben Sie die Minze hinzu.
6. Genießen Sie den alkoholfreien Cocktail frisch. An warmen Tagen geben Sie Eiswürfel dazu.

Ingwer-Blutorangen-Limo

Portionen: 2

Schwierigkeitsgrad: leicht

Zutaten

- 3 Blutorangen
- 1 Stck Ingwer (etwa 2 cm groß)
- 2 EL Kleehonig (oder anderen Honig)
- 500 ml Mineralwasser

Zubereitung

1. Den Ingwer schälen und klein raspeln.
2. Eine Blutorange schälen und in schmale Scheiben schneiden.
3. 2 Blutorangen halbieren und den Saft auspressen. Nehmen Sie ein Sieb zu Hilfe, um die Kerne auszusieben. Fangen Sie den Saft in einer Schüssel auf.
4. Geben Sie den Saft der Blutorangen, den Ingwer, den Honig und das Mineralwasser in eine Karaffe. Vermischen Sie alles gut.
5. Geben Sie die Scheiben der Blutorange in das Getränk.
6. Lassen Sie das Getränk zwei Stunden im Kühlschrank ziehen und servieren Sie es.
7. Geben Sie an heißen Tagen Eiswürfel in die Limonade.

Erdbeerfrische

Portionen: 2

Schwierigkeitsgrad: leicht

Zutaten

- 150 g Erdbeeren (frisch oder Tk)
- 150 ml Milch
- 3 EL süße Sahne
- 1 TL Ahornsirup
- 1 TL Hefeflocken (Hoher Vitamin B Gehalt)
- 1 Prise Zimt

Zubereitung

1. Die Erdbeeren verlesen und waschen. Den Stielansatz entfernen. Die Früchte dann vierteln. Verwenden Sie Tk-Ware, diese zuerst auftauen und dann vierteln.
2. Geben Sie die Erdbeeren, die Milch, die Hefeflocken und die süße Sahne in einen Mixer und pürieren Sie alles gut durch. Gießen Sie das Püree in eine Karaffe.
3. Geben Sie den Ahornsirup und den Zimt hinzu. Mischen Sie alles gut durch.
4. Genießen Sie die fruchtige Limo frisch.

Aprikosen-Honig-Trink

Portionen: 2

Schwierigkeitsgrad: leicht

Zutaten

- 250 g Aprikosen
- 2 TL Wildblüten-Honig (oder anderen Honig)
- ½ l Milch
- 200 ml Mineralwasser

Zubereitung

1. Die Aprikosen waschen, halbieren und entsteinen. Danach die Aprikosen in einen Mixer zusammen mit dem Mineralwasser pürieren.
2. Das Aprikosenpüree in eine Karaffe geben. Die Milch und den Honig dazugeben. Alles gut vermischen.
3. Das Getränk eine Stunde in den Kühlschrank stellen und dann servieren.

Orangen-Eisshake

Portionen: 2

Schwierigkeitsgrad: leicht

Zutaten

- 4 Kugeln Vanilleeis
- 40 ml Schokosirup
- 20 ml Orangensirup
- 250 ml Milch
- Schokoraspeln

Zubereitung

1. Das Vanilleeis mit dem Schokosirup, dem Orangensirup und der Milch in einen Mixer geben und gut durchmixen.
2. Das Getränk frisch servieren und mit den Schokoraspeln garnieren.

Dreierlei Obst-Limonade

Portionen: 2

Schwierigkeitsgrad: leicht

Zutaten

- 4 Äpfel
- 4 Birnen
- 150 ml Apfelsaft
- 150 ml Kirschsaft
- eine Prise Zimt

Zubereitung

1. Die Äpfel und die Birnen schälen. Das Kerngehäuse und den Stielansatz entfernen und das Obst dann in kleine Stücke schneiden.
2. In einem Mixer das Obst geben. Den Apfelsaft und den Kirschsaft dazugeben und alles gut durchpürieren.
3. Den Saft frisch servieren. Mit einer kleinen Prise Zimt garnieren.

Limo on the Beach

Portionen: 2

Schwierigkeitsgrad: leicht

Zutaten

- 200 ml Ananassaft
- 120 ml Pfirsischsaft
- 60 ml Preiselbeersirup
- 6 Eiswürfel (aus Mineralwasser)

Zubereitung

1. Den Ananassaft mit dem Pfirsischsaft und dem Preiselbeersirup in eine Karaffe geben. Alle Zutaten gut vermischen.
2. Die Eiswürfel dazu geben und das Getränk servieren.
3. Wer mag kann den Saft auch aus Püree frischer Früchte herstellen. Hier beim Pürieren etwas 250 – 300 ml Mineralwasser zugeben.

Caipirinha alkoholfrei

Portionen: 2

Schwierigkeitsgrad: leicht

Zutaten

- 2 Bio- Limetten
- 4 TL Rohrzucker
- 80 ml Ginger Ale
- 120 ml Maracujanektar
- frisch hergestelltes Crushed-Eis (aus Mineralwasser-Eiswürfeln)

Zubereitung

1. Die Limetten mit heißem Wasser abwaschen und dann achteln.
2. Die Limettenstücke in große Caipirinha-Gläser geben. In jedes Glas 2 TL Rohrzucker geben und das Glas mit Crushed-Eis auffüllen.
3. Den Ginger Ale mit dem Maracujanektar mischen und in die beiden Gläser füllen.
4. Das Getränk sofort servieren. Zwei große Trinkhalme dazu geben.

Frühstück

Gebratene Polenta-Scheiben

Portionen: 2

Schwierigkeitsgrad: leicht

Zutaten

- Gemüsebrühe
- 125 g Maisgries
- Olivenöl
- 1 Knoblauchzehe
- Salz, Pfeffer

Zubereitung

1. Die Gemüsebrühe mit 500 ml heißem Wasser ansetzen.
2. Den Knoblauch schälen und klein hacken. In einem großen Topf die Gemüsebrühe und den Knoblauch geben. Hitze zuführen und den Maisgries in das kochende Wasser dazugeben. Dabei immer umrühren.
3. Mit Salz und Pfeffer würzen. Die Polenta 45 Minuten garen.
4. Eine Auflaufform mit Öl einpinseln. Den Polenta Teig in die Form füllen und glatt streichen.
5. Den Teig abkühlen lassen, herausnehmen und auf ein Küchenbrett ablegen. Mit Backformen runde Teigstücke ausstechen.
6. In eine beschichtete Pfanne Öl geben und erhitzen. Die Teigstücke 6 Minuten in der Pfanne braten. Nach etwa 3 Minuten umdrehen.
7. Die fertigen Polenta-Scheiben warm servieren.

Exotisches Frühstücksmüsli

Portionen: 2

Schwierigkeitsgrad: leicht

Zutaten

- 1 Papaya
- 1 Kiwi
- 1 Kaki
- 100 g Kokosmüsli
- 200 ml Kokoswasser

Zubereitung

1. Die Früchte schälen und in große Würfel schneiden.
2. Auf zwei Schüsseln das Müsli verteilen. Das Kokoswasser und die Fruchtstücke dazugeben. Alles gut durchmischen und sofort servieren.

Ziegenkäse-Sandwich

Portionen: 2

Schwierigkeitsgrad: leicht

Zutaten

- 4 Ziegengouda (aus erhitzter Milch!)
- 4 Scheiben Vollkorntoast
- 3 Blätter Friséesalat
- ½ Chicorée
- 2 TL Dijonsenf
- 1 EL Preiselbeeren (Glas)

Zubereitung

1. Den Salat waschen und trocken schütteln.
2. Je zwei Scheiben Vollkorntoast auf einen Teller geben. Mit dem Senf die Toastscheiben bestreichen.
3. Etwas von den Preisbeeren dazugeben.
4. Dann den Chicorée und den Friséesalat auflegen.
5. Zum Schluss den Käse auf die Toastscheiben legen und so servieren.

Bruschetta mit Auberginen

Portionen: 2

Schwierigkeitsgrad: leicht

Zutaten

- 2 Auberginen
- 2 Zweige Thymian
- 2 Stiele Basilikum
- 1 Knoblauchzehe
- 1 Zitrone
- 1 EL Olivenöl
- 4 Scheiben Krustenbrot

Zubereitung

1. Den Backofen auf 200 Grad vorheizen (Umluft).
2. Belegen Sie ein Backblech mit Backpapier.
3. Die Auberginen waschen und halbieren. Das Fruchtfleisch mit einem scharfen Messer in Längsrichtung einschneiden. Legen Sie die Fruchthälften auf das Backpapier.
4. Den Knoblauch schälen und klein hacken. Die Zitrone auspressen. Den Basilikum und den Thymian waschen, trocken schütteln und klein hacken.
5. Das Öl auf die Auberginenhälften auftragen. Den Thymian, Salz und Pfeffer auf die Auberginen aufstreuen.
6. Die Auberginen im Backofen eine dreiviertel Stunde garen.
7. Das Fruchtfleisch auskratzen, fein hacken, in eine Schüssel geben und mit Zitrone beträufeln. Den Basilikum und den Knoblauch dazugeben. Gut vermischen und damit die Brote bestreichen. So servieren.

Brötchen mit Ricottacreme

Portionen: 2

Schwierigkeitsgrad: leicht

Zutaten

- 125 g Ricotta (aus pasteurisierter Milch, abgepackt aus dem Supermarkt)
- 1 Paprikaschote (gelb)
- 1 Gewürzgurke
- 75 Putenbrust (geräuchert)
- 4 Stiele Basilikum
- ½ Bund Schnittlauch
- Salz, Pfeffer
- 2 Roggen-Vollkornbrötchen

Zubereitung

1. Die Brötchen halbieren. Wer mag, kann sie vor dem servieren ein paar Minuten im Backofen knusprig anbacken.
2. Den Ricotta mit einem Sieb abtropfen lassen.
3. Die Paprika waschen. Den Stiel und das Kerngehäuse entfernen und dann die Paprika in schmale Streifen schneiden.
4. Den Basilikum waschen, trocken schütteln und klein hacken. Den Schnittlauch waschen und klein schneiden.
5. Die Putenbrust in kleine Würfel schneiden. Diese in eine Schüssel geben. Paprika und Gewürzgurke ebenfalls klein würfeln und in die Schüssel geben. Die Kräuter, Salz und Pfeffer dazu geben. Alles gut vermischen und auf die Brötchen streichen. So servieren.

Müsli mit Wildreis

Portionen: 2

Schwierigkeitsgrad: leicht

Zutaten

- 25 g Wildreis
- 20 g Aprikosen (getrocknet)
- 5 EL Paulgraupen
- 10 g Haferflocken (kernig)
- 3 EL Bulgur
- 20 Cranberries (getrocknet)
- 1 TL Ahornsirup
- eine Prise Salz
- Butter für die Form

Zubereitung

1. Den Backofen auf 200 Grad vorheizen (Umluft).
2. Die Aprikosen klein schneiden.
3. Den Wildreis in einem Topf mit Salzwasser etwa 20 Minuten lang garen. Danach abgießen.
4. Eine Auflaufform mit Butter bestreichen.
5. Die Aprikosen mit dem Reis, den Perlgraupen und den Haferflocken in die Form geben. Den Bulgur, die Cranberries, den Sirup, eine Prise Salz und 1 l Wasser dazugeben. Alles gut mischen.
6. Die Mischung im Backofen 90 Minuten lang garen. Immer einmal umrühren.
7. Das Müsli aus dem Ofen nehmen und kalt werden lassen. Dann in einer Schüssel mit etwas Milch servieren.
8. Das Müsli ist eine Woche lang haltbar.

Frucht-Quarkbrötchen

Portionen: 2

Schwierigkeitsgrad: leicht

Zutaten

- 1 Apfel
- 1 Zitrone
- 10 EL Magerquark
- 2 Frühlingszwiebeln
- 2 TL Meerrettich
- 2 TL Rapsöl
- Salz, Pfeffer
- 2 Roggenbrötchen

Zubereitung

1. Die Brötchen halbieren. Wer mag, kann sie vor dem servieren ein paar Minuten im Backofen knusprig anbacken.
2. Den Apfel schälen. Das Kerngehäuse und den Stielansatz entfernen und den Apfel dann in schmale Scheiben schneiden.
3. In einer mit Öl eingestrichenen Pfanne die Apfelscheiben von beiden Seiten anbräunen.
4. Die Frühlingszwiebeln waschen. Den Wurzelansatz entfernen und die Zwiebeln in kleine Ringe schneiden.
5. Den Quark in eine Schüssel geben. Den Meerrettich dazu geben.
6. Zitrone, Salz und Pfeffer in den Quark mischen.
7. Die Apfelscheiben auf die Brötchenhälften legen. Darauf die Quarkmischung geben und so servieren. Wer mag, kann den Quark auch mit frischen Kräutern garnieren.

Pinien-Hafer-Crunchies

Portionen: 2

Schwierigkeitsgrad: leicht

Zutaten

- 15 g Pinienkerne
- 50 g Haferflocken (kernig)
- 10 Kirschen, getrocknet
- ¼ TL Zimt
- 10 ml Honig
- 10 ml Ahornsirup
- ¼ EL Rapsöl
- eine Prise Salz

Zubereitung

1. Den Backofen auf 200 Grad vorheizen (Umluft).
2. Die Pinienkerne klein hacken. Alternativ können Sie auch Mandeln nehmen.
3. In einen Topf den Sirup, das Öl und den Honig geben und so viel Hitze zuführen, bis die Mischung kocht.
4. Haferflocken, Kirschen und Pinienkerne vermischen. Unter die Mischung den Sirup-Öl-Honig-Sud geben. Etwas Salz zugeben.
5. Belegen Sie ein Backblech mit Backpapier. Geben Sie die Müslimischung darauf und schieben Sie diese zwanzig Minuten in den Backofen. Aller 3 bis 5 Minuten die Mischung einmal umrühren.
6. Das Müsli aus dem Ofen nehmen und kalt werden lassen. Dann in einer Schüssel mit etwas Milch servieren. Es ist eine Woche lang haltbar.

Ei-Quark-Vollkornbrötchen

Portionen: 2

Schwierigkeitsgrad: leicht

Zutaten

- 6 EL Magerquark
- 4 Salatblätter (je nach Geschmack und Angebot)
- 1 Zitrone
- 4 EL Kräutermischung (Frankfurter Kräuter o.a.)
- 2 Eier
- Salz, Pfeffer
- Paprikapulver (edelsüß)
- 2 Vollkornbrötchen

Zubereitung

1. Die Eier hartkochen, pellen und in Scheiben schneiden.
2. Die Zitrone auspressen. Den Saft mit einem Sieb in einer Tasse auffangen.
3. Den Quark in eine Schüssel geben. Die Kräuter, den Zitronensaft und die Eier dazugeben. Alles gut vermischen.
4. Mit Salz, Paprika und Pfeffer würzen. Noch einmal gut durchmischen.
6. Die Brötchen halbieren. Wer mag, kann sie vor dem servieren ein paar Minuten im Backofen knusprig anbacken.
5. Den Salat auf die Brötchenhälften legen. Die Quarkmischung darauf geben und so servieren.

Vanille-Nuss-Grieß

Portionen: 2

Schwierigkeitsgrad: leicht

Zutaten

- 2 Äpfel
- 50 g Weizen-Vollkorngries
- 40 Walnusskerne
- 1 EL Honig
- 1 TL Zimt
- 1 EL Rohrzucker
- 1 Vanilleschote

Zubereitung

1. Die Äpfel schälen. Das Kerngehäuse und den Stielansatz entfernen und die Äpfel dann in je acht kleine Stücke schneiden.
2. Die Apfelstücke in einen Topf geben. Honig, 4 EL Wasser und den Zimt zugeben. Kurz aufkochen. Die Hitze etwas reduzieren und alles 6 Minuten dünsten lassen.
3. Die Vanilleschote auskratzen. Das Mark zur Seite stellen.
4. In einem zweiten Topf die Milch geben. Dazu das Vanillemark und etwas Salz geben. Gut vermengen und die Mischung kurz aufkochen.
5. Den Grieß mit dem Zucker mischen und diesen in die heiße Milch eingeben. Mit einem Schneebesen verquirlen.
6. Die Walnusskerne klein hacken und in den Grieß geben. Die Apfelstücke dazugeben. Alles gut mischen und so servieren.

Geflügelsalat

Portionen: 2

Schwierigkeitsgrad: leicht

Zutaten

- 1 Scheibe Ananas (Dose)
- 2 Zwiebeln (rot)
- 12 Champignons
- 200 g Hähnchenbrust (geräuchert, Aufschnitt)
- 300 g Joghurt
- 4 Stiele Estragon
- 100 g Alfalfasprossen
- 2 Vollkorn-Baguettebrötchen

Zubereitung

1. Die Zwiebel schälen und klein würfeln.
2. Die Pilze putzen und ebenfalls klein würfeln.
3. Die Ananasscheibe in kleine Würfel schneiden.
4. Den Estragon waschen, trocken schütteln und klein hacken.
5. In eine Schüssel die Pilze, die Ananasstücke, die Pilze und die Hähnchenbrust geben. Dazu den Joghurt, die Kräuter und die Zwiebeln geben. Mit Salz und Pfeffer würzen. Alles gut mischen.
6. Die Sprossen verlesen, waschen und trocken schütteln.
7. Die Brötchen halbieren. Wer mag, kann sie vor dem servieren ein paar Minuten im Backofen knusprig anbacken.
8. Auf die Brötchenhälften zuerst die Sprossen legen und dann die Pilz-Hähnchen-Mischung mit einem Löffel auftragen. So servieren.

Avocado-Frischkäse-Aufstrich

Portionen: 2

Schwierigkeitsgrad: leicht

Zutaten

- 1 Avocado
- 2 Möhren
- 2 Zitronen
- 2 EL Frischkäse
- 2 kleine Gurken
- Salz, Pfeffer
- 4 Scheiben Dinkel-Vollkornbrot

Zubereitung

1. Die Avocado halbieren, mit einem Löffel das Innere herausheben und in eine kleine Schüssel geben. Die Zitrone auspressen. Den Saft mit einem Sieb in einer Tasse auffangen und auf die Avocado geben.
2. Die Möhren schälen und mit einer Gemüsereibe klein raspeln.
3. Die Avocado mit den Möhrenraspeln in eine Schüssel geben. Den Frischkäse dazugeben. Mit Salz und Pfeffer würzen. Alles gut vermischen.
4. Die Gurken schälen und in schmale Scheiben schneiden.
5. Die Gurkenscheiben auf das Brot auflegen. Die Frischkäsemischung darauf aufhäufen. Mit frischen Kräutern garnieren und so servieren.

Kichererbsen-Pfannkuchen

Portionen: 2

Schwierigkeitsgrad: leicht

Zutaten

- 300 g Kichererbsen Mehl
- 5 ÖL
- Öl zum Braten
- 500 ml Sojamilch
- 1 TL Salz
- eine Prise Zucker

Zubereitung

1. Die Sojamilch mit dem Kichererbsen Mehl vermischen.
2. 5 EL Öl, das Salz und etwas Zucker in den Teig geben. Alles gut vermischen.
3. In eine Pfanne Öl geben, diese erhitzen und mit einer Kelle den Teig in die heiße Pfanne geben. Die Pfannkuchen goldbraun backen lassen. Mit einen Pfannenwender die Pfannkuchen umdrehen und von der anderen Seite backen.
4. Die fertigen Pfannkuchen auf einen Teller ablegen und noch warm servieren.
5. Je nach Geschmack mit Zimt, Zucker, Ahornsirup, Apfelmus oder Fruchtmarmelade bestreichen.

Haselnussmus

Portionen: 2

Schwierigkeitsgrad: leicht

Zutaten

- 250 g Haselnüsse
- eine Prise Zimt
- 6 getrocknete Datteln
- 2 EL Ahornsirup

Zubereitung

1. Den Backofen auf 200 Grad vorheizen (Umluft).
2. Belegen Sie ein Backblech mit Backpapier.
3. Legen Sie die Haselnüsse auf das Backpapier und stellen Sie sie zwanzig Minuten in den Backofen.
4. Schneiden Sie die Datteln in kleine Stücke.
5. Lassen Sie die Nüsse abkühlen.
6. Entfernen Sie die Schale von den Nüssen. Sie sollte jetzt sehr leicht abgehen. Geben Sie die Nüsse in einen Mixer und zerkleinern sie diese.
7. Geben Sie das Nussmehl in eine Schüssel und mischen Sie es mit dem Zimt, den Datteln und den Ahornsirup. Mixen Sie noch einmal alles gut durch.
8. Geben Sie das fertige Nussmus in vorher heiß abgespülte Einweggläser. Stellen Sie dies mit auf den Frühstückstisch und genießen Sie es.

Weizenkleie mit Fruchtmischung

Portionen: 2

Schwierigkeitsgrad: leicht

Zutaten

- 100 g Haferflocken
- 200 ml Hafermilch
- 1 Banane
- ½ TL Vanillemark (frisch aus einer Vanilleschote ausgekratzt oder Vanilleextrakt)
- 4 EL Weizenkleie
- 3 TL Ahornsirup

Zubereitung

1. Schälen Sie die Banane und schneiden Sie sie in kleine Stücke.
2. Geben Sie die Haferflocken in einen Topf. Geben Sie die Hafermilch, das Vanilleextrakt und 150 ml Wasser dazu. Mischen Sie alles gut durch und kochen Sie die Mischung auf.
3. Reduzieren Sie die Hitzezufuhr und köcheln Sie den Brei zehn Minuten lang. Dabei immer umrühren.
4. Nehmen Sie den Haferbrei vom Herd und lassen Sie ihn abkühlen.
5. Füllen Sie den Brei in zwei Schüsseln. Geben Sie die Bananenstücke, die Weizenkleie und den Ahornsirup hinzu und servieren Sie den Haferbrei so. Auf Wunsch können Sie noch weitere Obststücke dazu geben.

Mango-Bowl

Portionen: 2

Schwierigkeitsgrad: leicht

Zutaten

- 1 Banane
- ½ Mango
- ½ Avocado
- 2 EL Haferflocken

Zubereitung

1. Die Haferflocken in eine kleine Schüssel geben. Etwas Wasser zugeben und die Haferflocken 10 Minuten lang einweichen.
2. Die Banane schälen und in Scheiben schneiden.
3. Die Mango schälen, den Stein entfernen und die Hälfte der Frucht in Stücke schneiden. Die andere Hälfte im Kühlschrank aufbewahren.
4. Die Avocado halbieren, mit einem Löffel das Innere aus einer Hälfte herausheben und in einen Mixbecher geben. Die andere Hälfte im Kühlschrank aufbewahren.
5. Die Hälfte der Bananenscheiben und die Avocadostücke mit in den Mixbecher geben. Alles gut durchpürieren. Bei Bedarf etwas Mineralwasser zugeben.
6. Das Fruchtpüree in Schüsseln geben und die Haferflocken darauf geben. Die Bowl mit den Bananenscheiben dekorieren.

Obst-Porridge

Portionen: 2

Schwierigkeitsgrad: leicht

Zutaten

- 250 g Beeren gemischt (je nach Saison und Angebot, frisch oder Tk)
- 250 ml Milch
- 1 Apfel
- 1 Handvoll Nüsse
- 2 TL Rosinen
- 2 TL Leinsamen
- 100 g Haferflocken (oder auch Hirseflocken)

Zubereitung

1. Die Beeren verlesen und waschen. Kleine noch vorhandene Stiele entfernen. Tk-Ware auftauen.
2. Den Apfel schälen. Das Kerngehäuse und den Stielansatz entfernen und den Apfel dann in kleine Stücke schneiden.
3. Die Milch in einen Topf geben. Die Apfelstücke, die Nüsse, die Rosinen und den Leinsamen dazugeben. Die Mischung erhitzen und einige Minuten köcheln lassen.
4. Die Haferflocken in die Mischung geben. Dabei gut umrühren. Drei Minuten köcheln lassen.
5. Den Porridge vom Herd nehmen und abkühlen lassen.
6. Den Porridge in Schüsseln füllen. Die Beeren darüber streuen und so servieren.

Eisenkraft-Frühstück

Portionen: 2

Schwierigkeitsgrad: leicht

Zutaten

- 200 g Sojajoghurt
- 30 g Amaranth (enthält Eiweiß, ungesättigte Fettsäuren, wichtige Mineralstoffe)
- 1 EL Leinsamen
- 1 EL Leinöl
- 1El Agavendicksaft
- 1 TL Acai-Pulver
- 1 TL Baobab-Pulver
- 4 Pekanusskerne
- 1 Banane
- 3 EL Heidelbeeren
- 1 EL Kokosflocken

Zubereitung

1. Die Heidelbeeren verlesen und waschen. Kleine noch vorhandene Stiele entfernen. Die Banane schälen und in Scheiben schneiden. Die Nüsse klein hacken.
2. Den Joghurt in einer Schüssel mit dem Amaranth, den Leinöl, dem Agavendicksaft, den Acai- und den Babobab-Pulver vermischen.
3. In zwei Gläsern abwechselnd die Joghurtmischung und die Früchte einschichten.
4. Die Kokosflocken in einer Pfanne ohne Fett anrösten und dann oben auf die Schichten in die Gläser geben. So servieren.

Frühstücksbrötchen

Portionen: 2

Schwierigkeitsgrad: leicht

Zutaten

- 400 g Magerquark
- 4 Eier
- 100 g Haferkleine
- 80 g Weizenkleie
- 140 g Dinkelmehl
- 2 TL Salz
- 4 TL Backpulver
- 40 g Flohsamenschalen

Zubereitung

1. Den Backofen auf 175 Grad vorheizen (Umluft).
2. Den Magerquark in eine Schüssel geben. Die Eier aufschlagen und dazugeben. Ebenso in die Schüssel die Haferkleie, die Weizenkleie, das Dinkelmehl, die Flohsamenschalen, das Salz und das Backpulver geben.
3. 180 ml Wasser erwärmen und in die Mischung geben. Alles gut durchkneten.
4. Den Teig mit einem Küchentuch zudecken und eine Stunde an einem warmen Ort gehen lassen.
5. Aus dem Teig Brötchen formen und diese im Backofen backen. Die Backzeit beträgt etwa 45 Minuten.
6. Die Brötchen noch warm servieren.

Haferflocken mit Obst und Nüssen

Portionen: 2

Schwierigkeitsgrad: leicht

Zutaten

- 50 g Haferflocken
- 150 g Naturjoghurt
- 200 g Erdbeeren
- ½ Mango & ½ Orange
- 10 g Leinsamen
- 150 g Cashewnüsse
- 2 TL Honig

Zubereitung

1. Die Orange schälen, halbieren und in kleine Würfel schneiden. Eine Hälfte im Kühlschrank aufbewahren.
2. Die Mango schälen, den Stein entfernen und die Hälfte der Frucht in Stücke schneiden. Die andere Hälfte im Kühlschrank aufbewahren.
3. Die Erdbeeren verlesen und waschen. Die Stielansätze entfernen. Die Früchte vierteln.
4. 100 g Cashewnüsse in einen Mixer geben. 50 ml Mineralwasser dazugeben. Die Nüsse pürieren.
5. 25 g Haferflocken in eine Schüssel mit etwas Wasser geben. Den Joghurt, den Honig und das Nussmus dazugeben. Alles gut durchmischen und in zwei Schüsseln verteilen.
6. Orangenstücke, Erdbeeren und Mangostücke auf das Müsli geben. Die Schüsseln über Nacht in den Kühlschrank stellen und früh zum Frühstück servieren. Die restlichen Haferflocken und den Leinsamen aufstreuen.

Vorspeisen

Bruschetta

Portionen: 2

Schwierigkeitsgrad: leicht

Zutaten

- 2 ½ Fleischtomaten
- 1 Ciabatta-Brot
- 1 Knoblauchzehe
- 1 ½ EL Olivenöl
- Salz
- Pfeffer

Zubereitung

1. Den Backofen auf 200 Grad vorheizen (Umluft).
2. Die Tomaten waschen. Den Stielansatz entfernen und die Tomaten dann in kleine Stücke schneiden. Den Knoblauch schälen und klein hacken.
3. Pfeffer und Salz mit ½ TL Olivenöl mischen. Sie benötigen etwa ¼ TL Salz und ebenso viel Pfeffer. Frisch gemahlener Pfeffer ist am besten.
4. Geben Sie die Tomaten in eine Schüssel. Mischen Sie die Gewürzmischung und den Knoblauch unter. Stellen Sie die Tomatenstücke für 2 Stunden in den Kühlschrank.
5. Belegen Sie ein Backblech mit Backpapier.
6. Schneiden Sie das Ciabatta in dicke Scheiben. Träufeln Sie das restliche Öl auf diese Scheiben.
7. Geben Sie die Tomatenstücke mit einem Löffel auf die Ciabattastücke. Stellen Sie diese für 10 Minuten in den Backofen.
8. Nehmen Sie diese dazu aus dem Backofen und legen Sie sie auf einen großen Teller. Garnieren Sie die Scheiben mit frischen Kräutern.

Rucola-Wrap

Portionen: 2

Schwierigkeitsgrad: leicht

Zutaten

- 2 Tortillas
- 2 Handvoll Rucola
- 1 große Möhre
- 6 EL Ricotta (aus pasteurisierter Milch, abgepackt aus dem Supermarkt)
- Salz, Pfeffer

Zubereitung

1. Den Rucola verlesen, abwaschen und trocken schütteln.
2. Die Möhre schälen und mit einer Gemüsereibe klein raspeln.
3. Den Rucola auf Backpapier legen und mit Rucola belegen. Darauf die Möhrenraspel auflegen.
4. Auf die Möhrenraspel den Ricotta auftragen. Salz und Pfeffer aufstreuen.
5. Die Tortilla ohne Backpapier zusammenrollen und auf einen Teller legen. So servieren.

Spinatcremesuppe

Portionen: 2

Schwierigkeitsgrad: leicht

Zutaten

- 100 g Erbsen (Dose oder Tk)
- 100 g Spinat
- 15 g Butter
- etwas Mehl
- ¼ EL Rapsöl
- 60 ml Sahne
- 250 ml Rinderbrühe
- Salz, Pfeffer

Zubereitung

1. Tk Erbsen auftauen. Verwenden Sie Erbsen aus der Dose, diese abgießen und kurz abspülen.
2. Den Spinat waschen, verlesen und klein schneiden.
3. Die Brühe ansetzen.
4. In einer Pfanne die Butter zerlassen. Mehl zugeben und vermischen. Nicht zu viel Hitze zuführen. Mit der Brühe ablöschen. Alles etwa 5 Minuten köcheln lassen.
5. Spinat zugeben. 10 Minuten köcheln lassen und dann die Erbsen dazu geben. Noch einmal alles 10 Minuten köcheln lassen. Mit Salz und Pfeffer würzen.
6. Die Suppe mit einem Stabmixer pürieren. Abschmecken und bei Bedarf nachwürzen. Auf einem tiefen Teller servieren. Mit einem Löffel Sahne garnieren.

Kichererbsensalat

Portionen: 2

Schwierigkeitsgrad: leicht

Zutaten

- 200 g Kichererbsen
- ½ Salatgurke
- ½ Bund Frühlingszwiebeln
- 2 Möhren
- 1 Paprika
- 2 EL Zitronensaft
- Salz, Pfeffer

Zubereitung

1. Die Kichererbsen abgießen und kurz abspülen.
2. Die Gurke schälen und halbieren. Eine Hälfte in kleine Scheiben schneiden.
3. Die Frühlingszwiebeln waschen. Den Wurzelansatz entfernen und die Zwiebeln in kleine Ringe schneiden.
4. Die Möhren schälen und in kleine Ringe schneiden.
5. Die Paprika waschen. Den Stiel und das Kerngehäuse entfernen und dann die Paprika in schmale Streifen schneiden.
6. Geben Sie das Gemüse in eine große Schüssel. Geben Sie den Zitronensaft hinzu. Würzen Sie mit Salz und Pfeffer. Gut umrühren.
7. Abschmecken und bei Bedarf mit Salz und Pfeffer nachwürzen.
8. Lassen Sie den Salat im Kühleschrank eine Stunde lang ziehen und servieren Sie ihn dann. Streuen Sie ein paar Croutons über den Salat.

Vanille-Quark

Portionen: 2

Schwierigkeitsgrad: leicht

Zutaten

- 200 g Quark (20% Fettgehalt)
- 150 g Naturjoghurt (3,5% Fettgehalt)
- 1 Apfel
- 50 g Hirseflocken
- 1 Packung Vanillezucker
- 1 TL Zitronensaft
- 2 EL Rosinen

Zubereitung

1. Den Apfel schälen und mit einer Gemüsereibe klein raspeln. Die Raspeln in eine Schüssel geben.
2. Den Quark und den Joghurt zu dem Apfel geben und gut mischen. Vanillezucker, Zitronensaft und Rosinen dazu geben und noch einmal alles gut vermischen.
3. Den Quark in kleinen Schüsseln servieren. Die Schälchen mit den Hirseflocken bestreuen.

Rote Beete-Salat

Portionen: 2

Schwierigkeitsgrad: leicht

Zutaten

- 400 g Rote Beete
- 1 Orange
- 20 g Wallnusskerne
- 2 EL Wallnussöl
- 2 EL Orangensaft
- 1 TL Sahnemeerrettich
- 2 Scheiben Vollkornbrot
- Salz, Pfeffer (frisch gemahlen)

Zubereitung

1. Die rote Beete schälen und in kleine Würfel schneiden. Diese in eine Schüssel geben.
2. Die Orange schälen und in kleine Würfel schneiden. Die Fasern entfernen und die Orangenstücke zur roten Beete geben.
3. Das Wallnussöl und den Orangensaft in die Schüssel geben. Ebenso den Meerrettich zugeben. Alles gut miteinander vermischen. Mit Salz und Pfeffer würzen.
4. Die Wallnüsse untermischen. Den Salat eine Stunde ziehen lassen und abschmecken.
5. Auf kleine Teller die Vollkorbrotscheiben legen und den Salat darauf aufsetzen. So servieren.

Rohkostsalat

Portionen: 2

Schwierigkeitsgrad: leicht

Zutaten

- 150 g Rucola
- 1 Paprika
- 1 Möhre
- 250 g Cocktailtomaten
- 20 g Sprossenmix

Zubereitung

1. Den Rucola verlesen, abwaschen und trocken schütteln.
2. Die Paprika waschen. Den Stiel und das Kerngehäuse entfernen und dann die Paprika in schmale Streifen schneiden.
3. Die Möhre schälen und in kleine Ringe schneiden.
4. Die Cocktailtomaten waschen und vierteln.
5. Den Sprossenmix verlesen, abspülen, trocken schütteln und in eine große Schüssel geben. Das Gemüse dazugeben. Alles gut vermischen und dann auf zwei Tellern verteilen.
6. Je nach Lust und Laune mit einem leichten Dressing, etwas Joghurt oder ein paar Kräutern garnieren.

Frischkäse-Kresse-Kugeln

Portionen: 2

Schwierigkeitsgrad: leicht

Zutaten

- 1 Kästchen Kresse
- 100 g Doppelrahmfrischkäse
- 1 EL Sesamsaat
- 1 Prise Salz

Zubereitung

1. Die Kresse abschneiden, waschen und trocken schütteln.
2. Die Kresse auf einen Teller aufstreuen. Die Sesamsaat und das Salz darüber streuen.
3. Aus dem Käse kleine Kugeln rollen und diese über die Kresse-Sesammischung rollen.
4. Die Frischkäse-Kresse-Kugeln auf einem Teller verteilen und servieren.

Hirseplätzchen

Portionen: 2

Schwierigkeitsgrad: leicht

Zutaten

- 100 g Hirse
- ½ Bund Petersilie
- 1 Ei (Bio)
- 3 EL Haferflocken
- 2 EL Sesamsaat
- 1 EL Olivenöl
- etwas Paprikapulver (edelsüß)
- Salz, Pfeffer

Zubereitung

1. Die Petersilie waschen, trocken schütteln und klein hacken.
2. Die Hirse in einem Topf mit Salzwasser etwa 20 Minuten köcheln bis sie gar ist. Dann abgießen und etwas abkühlen lassen.
3. Die Hirse in eine Schüssel geben. Das Ei, die Haferflocken, den Sesam und die Petersilie dazu geben. Das Öl ebenfalls dazu geben. Alles gut vermischen. Mit Salz, Paprika und Pfeffer würzen. Abschmecken und bei Bedarf nachwürzen.
4. Den Salat etwas ziehen lassen und dann auf Tellern oder in Salatschüsseln servieren.

Basilikum-Mozzarella-Kugeln

Portionen: 2

Schwierigkeitsgrad: leicht

Zutaten

- 4 getrocknete Tomaten
- 5 Zweige Basilikum
- 100 g Mozzarellakugeln
- 1 EL Olivenöl
- 1 EL Aceto Balsamico
- Salz, Pfeffer

Zubereitung

1. Den Basilikum waschen, trocken schütteln und klein hacken.
2. Die Tomaten klein würfeln und in eine Schüssel geben. Den Basilikum dazu geben, ebenso das Öl und den Essig. Die Mozzarellakugeln dazu geben. Mit Salz und Pfeffer würzen.
3. Abschmecken und bei Bedarf nachwürzen. Die Kugeln auf einen Teller geben mit der Tomaten-Basilikum-Mischung und so servieren.

Tomaten-Linsensuppe

Portionen: 2

Schwierigkeitsgrad: leicht

Zutaten

- 1 Stange Lauch
- 100 g rote Linsen
- 100 g Cocktailtomaten
- Gemüsebrühe
- 200 g gehackte Tomaten (Dose)
- 4 Zweige Basilikum
- Cayennepfeffer
- 3 EL saure Sahne
- Salz, Pfeffer

Zubereitung

1. Den Lauch waschen. Den Wurzelansatz entfernen und die Zwiebeln in kleine Ringe schneiden.
2. Die Cocktailtomaten waschen und vierteln.
3. Den Basilikum waschen, trocken schütteln und klein hacken.
4. Die Gemüsebrühe mit 250 ml heißem Wasser ansetzen.
5. Öl in einen Topf geben und den Lauch darin anbraten. Mit der Gemüsebrühe ablöschen.
6. Die gehackten Tomaten, die Cocktailtomaten und die Linsen in den Topf geben und eine viertel Stunde köcheln lassen. Mit Salz, Cayennepfeffer und Pfeffer würzen.
7. Abschmecken und bei Bedarf mit Salz und Pfeffer nachwürzen. Die Suppe auf tiefen Teller servieren und mit Basilikum und etwas saurer Sahne garnieren.

Paprika-Rindfleischstreifen

Portionen: 2

Schwierigkeitsgrad: leicht

Zutaten

- 250 g Rinderhüftsteak
- 1 kl. Zwiebel
- 1 rote Paprika
- 2 EL Olivenöl
- ¼ TL Paprikapulver (edelsüß)
- einige Zweige Rosmarin
- einige Zweige Thymian
- Salz, Pfeffer

Zubereitung

1. Die Zwiebel schälen und in kleine Würfel schneiden.
2. Die Paprika waschen. Den Stiel und das Kerngehäuse entfernen und dann in schmale Streifen schneiden.
3. Den Rosmarin und den Thymian waschen, trocken schütteln und klein hacken.
4. Das Rinderhüftsteak mit einem scharfen Messer in sehr feine Streifen schneiden.
5. In einer Schüssel 1 EL Öl mit Paprika und den Kräutern mischen, das Fleisch darin einlegen und eine halbe Stunde ruhen lassen.
6. Das restliche Öl in einer Pfanne erhitzen. Paprika und Zwiebel darin andünsten. Mit Salz und Pfeffer würzen. Die Fleischstreifen dazu geben und kräftig anbraten.
7. Die Fleischstreifen herausnehmen, in kleine Schüsseln geben und so servieren. Dazu eine Suppe und etwas frischen Salat reichen.

Marinierte Hähnchenspieße

Portionen: 2

Schwierigkeitsgrad: leicht

Zutaten

- 300 g Hähnchenbrustfilets
- ¼ TL Koriandersaat
- ¼ TL Pfefferkörner
- rote Pfefferbeeren
- 2 EL Olivenöl
- 1 TL Limettensaft
- Salz
- 4 Holzspieße

Zubereitung

1. Das Hähnchenbrustfilet abspülen, mit Küchenpapier trocken tupfen und in Längsrichtung in 6 – 8 lange Streifen schneiden.
2. Die Pfefferkörner, Pfefferbeeren und den Koriander in einen Mörser klein stoßen. Die Gewürzmischung in einer kleinen Schüssel mit Öl und Limettensaft mischen und damit die Hähnchenstreifen einstreichen. Das Fleisch eine halbe Stunde an einen kühlen Ort ziehen lassen.
3. Das Fleisch in Wellenform auf die Spieße aufstecken und in einer Pfanne mit heißen Öl anbraten. Mit Salz würzen.
4. Die Spießen mit einem frischen Salat servieren.

Rote Beete-Eiersalat

Portionen: 2

Schwierigkeitsgrad: leicht

Zutaten

- 2 rote Beete
- 1 Avocado
- 4 Eier
- 1 Bund Schnittlauch
- 2 EL Mandelblättchen
- 2 EL Balsamico
- 1 EL Olivenöl
- 6 EL Buttermilch
- 1 EL Majonäse
- Salz, Pfeffer, Cayennepfeffer

Zubereitung

1. In einer kleinen Schüssel den Balsamico mit dem Olivenöl, der Buttermilch, der Majonäse und etwas Salz, Pfeffer und Cayennepfeffer vermischen.
2. Die Eier hart kochen, abschrecken, pellen und in Scheiben schneiden.
3. Die Avocado schälen. Den Kern entfernen. Die Frucht in Stücke schneiden.
4. Den Schnittlauch waschen und klein schneiden.
5. Die Mandelblättchen in einer Pfanne ohne Fett anrösten.
6. Die rote Beete auf zwei Teller auflegen. Darauf die Eier und die Avocado auflegen. Mit dem Schnittlauch und den Mandelblättchen bestreuen.
7. Das Dressing darüber gießen

Kohlrabisuppe

Portionen: 2

Schwierigkeitsgrad: leicht

Zutaten

- 1 Kohlrabi
- 1 Zwiebel
- 400 g Kartoffeln
- Gemüsebrühe
- 100 ml Sahne
- ½ Bund Petersilie
- Muskat
- Salz, Pfeffer

Zubereitung

1. Die Gemüsebrühe mit 500 ml heißem Wasser ansetzen.
2. Die Petersilie waschen, trocken schütteln und klein hacken.
3. Den Kohlrabi und die Kartoffeln schälen und klein würfeln. Die Zwiebel schälen und klein würfeln.
4. Die Zwiebel in einer Pfanne mit heißem Öl andünsten bis sie goldgelb sind. Kohlrabi- und Kartoffelstücke dazu geben und kräftig anbraten. Mit der Gemüsebrühe ablöschen. Alles 25 Minuten köcheln lassen. Mit Salz und Pfeffer würzen und mit einem Pürierstab pürieren.
5. Die Petersilie und die Sahne dazu geben. Alles gut mischen. Etwas Muskat einstreuen. Abschmecken und bei Bedarf mit Salz und Pfeffer nachwürzen.
6. Die Suppe auf tiefen Tellern servieren.

Marinierte Zucchini

Portionen: 2

Schwierigkeitsgrad: leicht

Zutaten

- 750 g Zucchini
- 3 Stiele Minze
- ½ Zitrone
- 2 EL Honig
- 2 EL Olivenöl
- Salz, Pfeffer

Zubereitung

1. Die Minze waschen, trocken schütteln und klein hacken.
2. Die Zucchini schälen und in schmale Scheiben schneiden.
3. Die Zitrone auspressen. Den Saft mit einem Sieb in einer Tasse auffangen.
4. Zum Zitronensaft, 1 EL Öl, den Honig und die Minze geben. Alles gut vermischen.
5. Das restliche Öl in eine Pfanne geben und die Zucchinischeiben von beiden Seiten leicht anbräunen.
6. Die Marinade auf die Zucchinischeiben aufstreichen und noch einmal die Zucchinischeiben anbraten.
7. Die fertigen Zucchinischeiben auf zwei Teller legen und so servieren.

Marinierte Oliven

Portionen: 2

Schwierigkeitsgrad: leicht

Zutaten

- 350 g Oliven (grün)
- 200 g Fenchel
- 1 Zwiebel (rot)
- 1 Chilischote
- 1 Orange
- ½ Bund Basilikum
- 2 EL Olivenöl
- Pfeffer

Zubereitung

1. Die Oliven mit einem Messer einschneiden und in eine Schüssel geben.
2. Entfernen Sie den Stielansatz der Chilischote. Schneiden Sie die Chilischote längs auf, entfernen Sie die Kerne und hacken Sie dann die Schote klein.
3. Die Zwiebel schälen und in kleine Ringe schneiden.
4. Waschen und putzen Sie den Fenchel. Entfernen Sie den Strunk und schneiden Sie den Fenchel in kleine Würfel.
5. Den Basilikum waschen, trocken schütteln und klein hacken.
6. Die Orange schälen, in zwei Hälften schneiden und den Saft auspressen.
7. Zwiebeln, Chili und Fenchel zu den Oliven geben. Den Orangensaft, das Öl, ein wenig Pfeffer und den Basilikum dazu geben. Alles gut mischen und im Kühlschrank 2 Tage ziehen lassen. Dann in kleine Schälchen geben und servieren.

Spargel-Rohkost

Portionen: 2

Schwierigkeitsgrad: leicht

Zutaten

- 100 g Kartoffeln (festkochend)
- ½ Zitrone
- ½ Avocado
- 200 g Spargel (weiß und grün)
- 80 g Portulak
- 1 EL Tahin
- 100 g Joghurt (1,5 % Fettgehalt)

Zubereitung

1. Kartoffeln schälen, in kleine Würfel schneiden und im Salzwasser bissfest garen. Das Wasser anschließend abgießen und die Kartoffeln in eine große Schüssel geben.
2. Die Avocado halbieren, mit einem Löffel das Innere herausheben und in eine kleine Schüssel geben. Die Zitrone auspressen. Den Saft mit einem Sieb in einer Tasse auffangen und auf die Avocado geben.
3. Den Portulak waschen, putzen und trocken schütteln.
4. Den Spargel schälen, das Ende abtrennen und dann den Spargel in kleine etwa 1 – 2 cm lange Stücke schneiden.
5. Geben Sie den Spargel, den Portulak und die Avocadostücke zu den Kartoffeln in die Schüssel.
6. Geben Sie das Tahin, den Joghurt, den restlichen Zitronensaft, Salz und Pfeffer hinzu. Vermischen Sie alles gut miteinander. Lassen Sie den Salat an einen kühlen Ort eine Stunde ziehen und servieren Sie ihn dann.

Spargel-Tomaten-Salat

Portionen: 2

Schwierigkeitsgrad: leicht

Zutaten

- 500 g Spargel (weiß)
- 200 g Kirschtomaten
- 1 Zitrone
- 1 Bund Dill
- 2 EL Olivenöl
- 1 TL Agavendicksaft
- Salz, Pfeffer

Zubereitung

1. Die Zitrone auspressen. Den Saft mit einem Sieb in einer Tasse auffangen.
2. Die Tomaten waschen und in kleine Stücke schneiden.
5. Den Dill waschen, trocken schütteln und klein schneiden.
3. Den Spargel schälen, das Ende abtrennen und dann den Spargel in kleine etwa 1 – 2 cm lange Stücke schneiden.
4. Die Spargelstücke in einen Topf mit Salzwasser 6 Minuten garen bis sie bissfest sind. Dann das Wasser abgießen und den Spargel in eine große Schüssel geben.
5. Die Tomaten und den Dill dazugeben. Den Zitronensaft, das Olivenöl und den Agavendicksaft ebenfalls dazu geben. Mit Salz und Pfeffer würzen. Alles gut vermischen.
6. Einige Minuten ziehen lassen und dann servieren.

Birnen-Endivien-Salat

Portionen: 2

Schwierigkeitsgrad: leicht

Zutaten

- 150 g Endiviensalat
- 1 Birne
- 4 EL Birnensaft
- 1 EL Rapsöl
- 2 EL Frischkäse
- 40 g Wallnüsse
- Salz, Pfeffer

Zubereitung

1. Den Endiviensalat verlesen, abwaschen und trocken schütteln.
2. Die Birne schälen und klein würfeln.
3. Die Wallnüsse in einer Pfanne ohne Fett anrösten.
4. Geben Sie den Endiviensalat in eine große Schüssel. Geben Sie die Birnenstücke und den Frischkäse hinzu. Mischen Sie alles gut durch.
5. Vermischen Sie in einer Tasse oder kleinen Schüssel das Rapsöl mit dem Birnensaft. Geben Sie Salz und Pfeffer hinzu. Mischen Sie alles gut durch und geben Sie das Dressing in die Schüssel. Noch einmal alles gut vermischen, eine halbe Stunde ziehen lassen und dann servieren.

Hauptspeisen für Mittag und Abendessen

Scholle mit Spinat

Portionen: 2

Schwierigkeitsgrad: leicht

Zutaten

- 150 g Blattspinat
- 3 Stiele Dill
- 360 g Schollenfilet
- 1 Zwiebel
- 1 Zitrone
- 75 g Krabben (Nordsee oder je nach Angebot)
- 1 EL Öl
- Salz, Pfeffer

Zubereitung

1. Den Dill waschen, trocken schütteln und klein schneiden. Den Spinat waschen, verlesen und klein schneiden. Das Fischfilet abspülen, mit Küchenpapier trocken tupfen und von beiden Seiten einsalzen und pfeffern.
2. In einer Pfanne mit heißen Öl das Schollenfilet von beiden Seiten anbraten.
3. Das Filet aus der Pfanne nehmen und zur Seite stellen.
4. Die Zwiebel schälen und klein würfeln. Die Zwiebel in einer Pfanne mit heißem Öl andünsten. Den Spinat in die Pfanne geben und drei Minuten dünsten. Salz, Pfeffer und Zitrone auf den Spinat geben. Gut umrühren und abschmecken.
5. Die Krabben abspülen und in einer Pfanne mit heißem Öl kräftig anbraten. Dann in den Spinat mischen.
6. Den Krabben-Spinat mit dem Fischfilet servieren. Ein gebackenes Baguette und einen frischen Salat dazu reichen.

Pasta mit Lachs und Spargelgemüse

Portionen: 2

Schwierigkeitsgrad: leicht

Zutaten

- 250 g Bandnudeln (Vollkorn)
- 300 g Spargel
- 1 Zwiebel
- 2 Lachsfilets (ca. 125 g)
- Gemüsebrühe
- 100 g Frischkäse
- 1 TL Zitronensaft
- Salz, Pfeffer

Zubereitung

1. Die Gemüsebrühe mit 150 ml heißem Wasser ansetzen. Die Zwiebel schälen und klein würfeln.
2. Den Spargel schälen, die Enden abtrennen und dann den Spargel in kleine etwa 1 – 2 cm lange Stücke schneiden.
3. Das Fischfilet abspülen, mit Küchenpapier trocken tupfen und von beiden Seiten einsalzen und pfeffern.
4. Die Zwiebel und den Knoblauch in einer Pfanne mit heißem Öl andünsten.
5. Die Nudeln in Salzwasser etwa 10 min garen, bis sie bissfest sind, dann abgießen.
6. Den Spargel in die Pfanne geben und 5 min dünsten. Den Fisch zugeben, kurz andünsten (etwa 2 Minuten) und mit der Gemüsebrühe ablöschen.
7. Die Fisch-Spargel-Pfanne noch 5 Minuten köcheln lassen. Zuvor den Frischkäse, Salz, Pfeffer und Zitronensaft zugeben.
8. Die Pasta in die Pfanne geben, schwenken und servieren.

Spätzle mit Steak

Portionen: 2

Schwierigkeitsgrad: leicht

Zutaten

- 200 g Vollkornspätzle
- 300 g Schweinehacksteak
- 1 Zwiebel
- 2 Paprika (gelb und rot)
- 1 EL Olivenöl
- Gemüsebrühe
- 100 ml passierte Tomaten
- je 3 Zweige Thymian und Rosmarin
- 2 EL saure Sahne
- Salz, Pfeffer, Paprikapulver (Rosenscharf)

Zubereitung

1. Die Zwiebel schälen und klein würfeln. Die Paprika waschen. Den Stiel und das Kerngehäuse entfernen und dann die Paprika in schmale Streifen schneiden. Die Gemüsebrühe mit 150 ml heißem Wasser ansetzen.
2. Die Kräuter waschen, trocken schütteln und kl. hacken.
3. In einer Pfanne mit heißem Öl die Steaks kurz und kräftig anbraten. Das Fleisch dann aus der Pfanne nehmen und im vorgeheizten Backofen warm stellen.
4. Die Zwiebel der Pfanne andünsten. Bei Bedarf etwas Öl nachgeben. Die Paprika in die Pfanne geben und 5 min andünsten. Mit Salz und Pfeffer würzen.
5. Das Fleisch in die Pfanne legen. Tomaten, Sahne und Gemüsebrühe in die Pfanne geben. Paprika, Rosmarin und Thymian zugeben. Alles 5 Minuten dünsten, abschlecken, bei Bedarf nachwürzen und dann servieren.

Thunfisch-Steaks

Portionen: 2

Schwierigkeitsgrad: leicht

Zutaten

- 250 g Thunfischsteaks
- 2 Stangen Lauch
- ½ Zitrone
- 50 g Crème fraîche
- 2 EL Butter
- 50 ml Wasser
- Salz, Pfeffer
- Baguette

Zubereitung

1. Den Lauch waschen. Den Wurzelansatz entfernen und die Zwiebeln in kleine Ringe schneiden.
2. Das Thunfischfilet abspülen, mit Küchenpapier trocken tupfen und von beiden Seiten einsalzen und pfeffern.
3. Die Zitrone halbieren und eine Hälfte auspressen. Den Saft mit einem Sieb in einer Tasse auffangen. Die zweite Zitronenhälfte im Kühlschrank aufbewahren.
4. Den Lauch in einer Pfanne mit heißer Butter andünsten. Mit 50 ml Wasser ablöschen. Crème fraîche, Salz und Pfeffer zugeben und 10 Minuten zugedeckt köcheln lassen.
5. Die Steaks in das Gemüse geben, 15 Minuten bei reduzierter Hitze dünsten lassen und dann servieren.
6. Dazu Couscous oder ein im Backofen aufgebackene Baguette reichen.

Gulasch ungarisch

Portionen: 2

Schwierigkeitsgrad: leicht

Zutaten

- 250 g Schweinegulasch
- 2 Zwiebeln
- 1 Knoblauchzehe
- 1 Paprika
- Gemüsebrühe
- ½ Becher Schmand
- 25 g Margarine
- 1 EL Tomatenmark
- Salz, Pfeffer, Paprikapulver (edelsüß)

Zubereitung

1. Den Backofen auf 200 Grad vorheizen (Umluft).
2. Die Zwiebeln schälen und klein würfeln. Die Paprika waschen. Den Knoblauch schälen und klein hacken. Den Stiel und das Kerngehäuse entfernen und dann die Paprika in schmale Streifen schneiden. Die Gemüsebrühe mit 150 ml heißem Wasser ansetzen.
3. Die Zwiebel und den Knoblauch in einer Pfanne mit Margarine andünsten. Das Fleisch scharf anbraten. Paprika und Tomatenmark dazugeben. Mit Salz, Paprikapulver und Pfeffer würzen.
4. Mit der Gemüsebrühe ablöschen. Das Gemüse samt Fleisch und Flüssigkeit in einen Römertopf geben und für 90 Minuten in den Backofen stellen.

Lachs mit Kokos-Gemüse-Püree

Portionen: 2

Schwierigkeitsgrad: leicht

Zutaten

- 2 Lachsfilets (ca. 300 g)
- 300 g Kartoffeln (mehlig kochend)
- 200 g Pastinaken
- 200 ml Kokosmilch
- Salz, Pfeffer

Zubereitung

1. Die Pastinaken schälen und in kleine Würfel schneiden.
2. Die Kartoffeln schälen, in kleine Würfel schneiden und mit den Pastinaken zusammen im Salzwasser bissfest garen. Das Wasser anschließend abgießen und die Pastinaken und die Kartoffeln mit einem Kartoffelstampfer zerdrücken. Mit Salz und Pfeffer würzen. 100 ml Kokosmilch zugeben. Gut umrühren. Abschmecken, bei Bedarf mit Salz und Pfeffer nachwürzen.
3. Das Fischfilet abspülen, mit Küchenpapier trocken tupfen und von beiden Seiten einsalzen und pfeffern.
4. Die Hälfte der Kokosmilch in eine Pfanne geben, Hitze zuführen und den Fisch in der Pfanne garen.
5. Das Püree mit dem Fisch servieren.

Paprikapfanne

Portionen: 2

Schwierigkeitsgrad: leicht

Zutaten

- 2 Paprika
- ½ Zwiebel
- 1 Möhre
- 200 g Hackfleisch (gemischt)
- 1 EL Tomatenmark
- ½ Bund Petersilie
- 2 EL Schmand

Zubereitung

1. Die Zwiebel schälen und klein würfeln. Die Paprika waschen. Den Stiel und das Kerngehäuse entfernen und dann die Paprika in schmale Streifen schneiden. Die Möhren schälen und in kleine Ringe schneiden.
2. Die Petersilie waschen, trocken schütteln und klein hacken.
3. Die Zwiebel in einer Pfanne mit heißem Öl andünsten. Das Hackfleisch dazugeben. Mit Salz und Pfeffer würzen.
4. Das Gemüse in die Pfanne geben und 6 min braten. Alles gut vermischen. Mit 100 ml Wasser ablöschen.
5. Die Paprika-Fleischmischung auf zwei Teller geben. Mit Schmand und Petersilie garnieren.

Spaghetti mit Lachs

Portionen: 2

Schwierigkeitsgrad: leicht

Zutaten

- 125 g Lachsfilet
- 250 g Spaghetti
- 1 Zucchini
- ½ Zitrone
- ½ EL Olivenöl
- Salz, Pfeffer

Zubereitung

1. Das Fischfilet abspülen, mit Küchenpapier trocken tupfen und von beiden Seiten einsalzen und pfeffern.
2. Die Zucchini schälen und in schmale Scheiben schneiden.
3. Die Zitrone in Scheiben schneiden.
4. Die Zucchinistreifen in einer Pfanne mit heißem Öl andünsten. Nach einigen Minuten den Lachs zugeben. Mit Salz und Pfeffer würzen.
5. Die Nudeln in Salzwasser bissfest garen, abgießen und servieren. Den Fisch dazu reichen. Mit den Zitronenscheiben die Teller garnieren.

Kartoffelsuppe mit Würstchen

Portionen: 2

Schwierigkeitsgrad: leicht

Zutaten

- 750 g Kartoffeln (mehlig kochend)
- ½ Zwiebel
- 1 kl. Möhre
- 4 Wiener Würstchen
- ¼ Bund Petersilie
- Gemüsebrühe
- Sonnenblumenöl
- Salz, Pfeffer, majoran

Zubereitung

1. Kartoffeln schälen, in kleine Würfel schneiden. Die Zwiebel schälen und klein würfeln. Die Möhren schälen und in kleine Ringe schneiden. Die Petersilie waschen, trocken schütteln und klein hacken. Die Gemüsebrühe mit 600 ml heißem Wasser ansetzen.
2. Die Zwiebel und den Knoblauch in einem Topf mit heißem Öl andünsten. Die Kartoffelstücke und die Möhrenstücke zugeben. Kurz anbraten und mit der Gemüsebrühe ablöschen. Mit Salz, Majoran und Pfeffer würzen. Die Suppe 25 min köcheln lassen.
3. Die Kartoffelsuppe pürieren, abschmecken und evtl. nachwürzen. Die Würstchen in der Suppe erhitzen und dann die Kartoffelsuppe mit je zwei Würstchen servieren.

Putenschnitzel mit Salbei

Portionen: 2

Schwierigkeitsgrad: leicht

Zutaten

- 2 Putenschnitzel
- 4 gr. Salbeiblätter
- 2 Scheiben Parmaschinken
- 1 Paprika
- 2 Möhren
- 300 g Tomatenstücke (Dose)
- 2 EL Olivenöl
- Salz, Pfeffer

Zubereitung

1. Das Fleisch abspülen und mit Küchentüchern trocken tupfen. Mit einem Fleischklopfer flach klopfen.
2. Die Paprika waschen. Stiel und Kerngehäuse entfernen und dann die Paprika in Streifen schneiden. Die Möhren schälen und in kleine Ringe schneiden. Den Salbei waschen und trocken schütteln.
3. Die Putenschnitzel mit Salz und Pfeffer bestreuen. Je Schnitzel 4 Salbeiblätter und eine Scheibe Schinken auflegen, zusammenrollen und mit Bindfaden fixieren.
4. In einer Pfanne mit heißem Öl die Putenschnitzel kräftig anbraten. Dann aus der Pfanne nehmen.
5. In die Pfanne das Gemüse geben und andünsten. Mit Salz und Pfeffer würzen. Die gestückelte Tomaten und etwas Wasser zugeben. Alles gut mischen. Das Fleisch wieder in die Pfanne legen und eine viertel Stunde mitgaren.
6. Die Putenschnitzel mit dem Gemüse servieren. Baguette dazu reichen.

Spaghetti Bolognese

Portionen: 2

Schwierigkeitsgrad: leicht

Zutaten

- 250 g Rinderhackfleisch
- 140 g Spaghetti
- ½ Zwiebel
- 1 Knoblauchzehe
- 1 TL Tomatenmark
- 300 g stückige Tomaten (Dose)
- Salz, Pfeffer

Zubereitung

1. Die Zwiebel schälen und klein würfeln. Den Knoblauch schälen und klein hacken.
2. Die Zwiebel und den Knoblauch in einer Pfanne mit heißem Öl andünsten. Das Fleisch in die Pfanne geben und kräftig anbraten. Mit Salz und Pfeffer würzen.
3. Nach 5 Minuten mit 150 ml Wasser ablöschen. Die stückigen Tomaten und das Tomatenmark zugeben und alles etwa 20 Minuten köcheln lassen. Abschmecken, bei Bedarf mit Salz und Pfeffer nachwürzen.
4. Die Nudeln in Salzwasser bissfest garen, abgießen und servieren. Die Bolognese auf die Nudeln geben.

Optional kann man auch eine halbe Chilischote in das Fleisch geben und dem Gericht damit etwas Schärfe verleihen.

Lachs mit Gemüse und Reis

Portionen: 2

Schwierigkeitsgrad: leicht

Zutaten

- 500 g Seelachsfilet (Tk oder frisch)
- 250 Basmati-Vollkornreis
- je 1 Zucchini, Paprika und Aubergine
- 1 Zwiebel
- 1 Knoblauchzehe
- 2 EL Rapsöl
- 500 ml Kokosmilch
- Salz, Pfeffer

Zubereitung

1. Das Fischfilet abspülen, mit Küchenpapier trocken tupfen und von beiden Seiten einsalzen und pfeffern.
2. Die Zucchini schälen und in schmale Scheiben schneiden. Die Paprika waschen. Den Stiel und das Kerngehäuse entfernen und dann die Paprika in schmale Streifen schneiden. Die Aubergine waschen. Den Stiel entfernen und dann die Aubergine klein würfeln. Die Zwiebel schälen und klein würfeln. Den Knoblauch schälen und klein hacken.
3. Den Reis in Salzwasser bissfest garen.
4. Die Zwiebel und den Knoblauch in einem Topf mit heißem Öl andünsten. Das Gemüse zugeben, mit Salz und Pfeffer würzen und anbraten. Mit der Kokosmilch ablöschen.
5. Den Fisch in Würfel schneiden und in den Topf geben. Alles 5 Minuten garen lassen, abschmecken und dann servieren.

Hähnchen-Erdnuss-Curry

Portionen: 2

Schwierigkeitsgrad: leicht

Zutaten

- 200 g Hähnchenbrust
- 50 g Erdnüsse
- 1 Paprika
- ½ Chili
- 1 EL Fischsoße
- 200 ml Kokosmilch
- ½ EL Rohrzucker
- 5 Kefir-Blätter

Zubereitung

1. Die Paprika waschen. Den Stiel und das Kerngehäuse entfernen und dann die Paprika in schmale Streifen schneiden.
2. Das Fleisch abspülen, mit Küchentuch trocken tupfen und in schmale Streifen schneiden.
3. Die Chili halbieren. Die Kerne und den Stiel entfernen.
4. Die Erdnüsse in einer Pfanne ohne Fett anrösten. Dann herausnehmen und beiseitestellen.
5. Die Dose Kokosmilch öffnen und das Kokosfett herausnehmen und in die Pfanne geben. Das Fleisch in die Pfanne legen und 3 Minuten anbraten.
6. Erdnüsse, Paprika, Chili und Limettenblätter in die Pfanne geben. Alles gut vermischen und 3 Minuten köcheln lassen. Dann servieren. Reis passt sehr gut zu diesem Gericht.

Zander mit Linsen

Portionen: 2

Schwierigkeitsgrad: leicht

Zutaten

- 125 g Belugalinsen
- 2 Zanderfilets (ca. je 150 g)
- 1 Möhre
- 1 Schalotte
- 4 EL Olivenöl
- Gemüsebrühe
- 2 Stiele Petersilie
- Salz, Pfeffer

Zubereitung

1. Das Fischfilet abspülen, mit Küchenpapier trocken tupfen und von beiden Seiten einsalzen und pfeffern.
2. Die Möhren schälen und in kleine Scheiben schneiden. Die Schalotten waschen. Den Wurzelansatz entfernen und die Schalotten in kleine Ringe schneiden. Die Gemüsebrühe mit 300 ml heißem Wasser ansetzen. Die Petersilie waschen, trocken schütteln und klein hacken. Die Gemüsebrühe mit 300 ml heißem Wasser ansetzen.
3. Die Schalotten und die Möhrenringe in einer Pfanne mit heißem Öl andünsten. Die Linsen dazugeben. Mit der Gemüsebrühe ablöschen. Alles eine viertel Stunde köcheln lassen.
4. In einer Pfanne mit heißem Öl den Fisch von beiden Seiten anbraten. Dabei mit Salz und Pfeffer würzen.
5. Den Fisch mit dem Gemüse servieren. Reis dazu reichen.

Bandnudeln mit Lachs und Spinat

Portionen: 2

Schwierigkeitsgrad: leicht

Zutaten

- 400 g breite Bandnudeln
- 2 Lachsfilets (etwa 500 g)
- 500 g junger Spinat (Tk)
- 250 g Schmand
- 2 EL Olivenöl
- ½ Zitrone
- Salz, Pfeffer

Zubereitung

1. Eine Zitrone halbieren und eine Hälfte auspressen. Den Saft mit einem Sieb in einer Tasse auffangen. Das Fischfilet abspülen, mit Küchenpapier trocken tupfen und von beiden Seiten einsalzen und pfeffern. Den Spinat auftauen.
2. Den Spinat in einer Pfanne andünsten. Den Fisch würfeln und zu dem Spinat geben. Das Olivenöl und den Schmand zugeben, gut umrühren und alles 4 Minuten köcheln lassen. Mit Salz, Pfeffer und dem Zitronensaft würzen.
3. Die Nudeln in Salzwasser bissfest garen, abgießen und servieren. Den Fisch mit dem Spinat dazu reichen.

Gefüllte Paprikaschoten

Portionen: 2

Schwierigkeitsgrad: leicht

Zutaten

- 2 Paprika
- 300 g Hackfleisch
- 1 Zwiebel
- 1 Knoblauchzehe
- 1 Tomate
- Gemüsebrühe
- je ein zweig Thymian und Majoran
- 1 Tube Tomatenmark
- 40 g Semmelbrösel
- Salz, Pfeffer, Olivenöl, Paprikapulver (edelsüß)

Zubereitung

1. Die Paprika waschen. Den Deckel der Paprikas abschneiden. Die Tomate waschen. Den Stielansatz entfernen und dann in kleine Stücke schneiden.
2. Die Gemüsebrühe mit 150 ml heißem Wasser ansetzen.
3. Die Zwiebel schälen und klein würfeln. Den Knoblauch schälen und klein hacken.
4. Zwiebel, Knoblauch, Semmelbrösel und Fleisch mischen. Die Mischung in die Paprikas einfüllen.
5. Die Zwiebel und den Knoblauch in einer Pfanne mit heißem Öl andünsten.
6. Die Gemüsebrühe, die Kräuter, die Tomatenwürfel und etwas Tomatenmark in die Pfanne geben. Gut umrühren.
7. Die Paprikaschoten in den Sud setzen und eine dreiviertel Stunde köcheln lassen. Dann servieren. Reis oder Kartoffeln und etwas Gemüse dazu reichen.

Seelachs mit Fenchelkartoffeln

Portionen: 2

Schwierigkeitsgrad: leicht

Zutaten

- 2 Seelachsfilets (ca. je 200 g)
- 2 Fenchelknollen
- 250 g Kartoffeln (mehlig kochend)
- 4 EL Milch
- 50 g Butter
- 1 Zitrone
- 1Tl Fenchelsamen
- 1 Zweig Thymian
- 4 EL Olivenöl
- Salz, Pfeffer

Zubereitung

1. Kartoffeln schälen, in kleine Würfel schneiden und im Salzwasser bissfest garen. Das Wasser abgießen. Anschließend die Kartoffeln durch eine Kartoffelpresse drücken und mit der Milch und der Butter mischen.
2. Den Thymian waschen und trocken schütteln.
3. Den Fenchel schälen und in kleine Stücke würfeln. Das Fischfilet abspülen, mit Küchenpapier trocken tupfen und von beiden Seiten einsalzen und pfeffern.
4. Den Fenchel in eine Auflaufform geben. Mit Salz und Pfeffer würzen. Thymian, Fenchelsamen und Olivenöl dazugeben und das Gemüse im Backofen bei 180 Grad eine halbe Stunde lang garen.
5. Den Fisch in einer Pfanne mit Öl anbraten.
6. Die Fischfilets auf Teller geben, mit Zitronensaft beträufeln. Den Fenchel und den Kartoffelbrei dazu reichen.

Buddha-Bowl

Portionen: 2

Schwierigkeitsgrad: leicht

Zutaten

- 250 g Hühnerfilets
- 1 Avocado
- 2 EL Erdnüsse
- 50 g Babyspinat
- 2 Limetten
- 4 EL Olivenöl
- Salz, Pfeffer

Zubereitung

1. Die Avocado halbieren und mit einem Löffel das Innere aus beiden Hälften herausheben und würfeln.
2. Die Erdnüsse in einer Pfanne ohne Fett anrösten.
3. Das Hühnerfilet abwaschen, mit Küchenpapier trocken tupfen, in breite Streifen schneiden und dann in einer Pfanne mit heißem Öl von beiden Seiten kräftig anbraten.
4. Die Limetten aufschneiden. Den Saft auspressen und in einer kleinen Schüssel auffangen. 3 EL Olivenöl, Salz und Pfeffer zugeben.
5. Den Spinat andünsten, würzen und in zwei Schüsseln geben. Das Fleisch, die Avocadostücke und die gerösteten Erdnüsse dazu geben. So servieren. Das Dressing dazu reichen.
6. Wer mag, kann auch Quinoa und anderes Gemüse dazu geben.

Lachs einfach und schnell

Portionen: 2

Schwierigkeitsgrad: leicht

Zutaten

- 2 Lachsfilets (ca. 400 g)
- 1 EL Rapsöl
- 3 Stiele Petersilie
- etwas Zitrone
- 1 Baguette
- Salz, Pfeffer

Zubereitung

1. Das Fischfilet abspülen, mit Küchenpapier trocken tupfen und von beiden Seiten einsalzen und pfeffern. Die Petersilie waschen, trocken schütteln und klein hacken.
2. In einer Pfanne mit heißem Öl die Lachsfilets 3 – 4 Minuten anbraten. In der Hälfte der Zeit den Fisch wenden.
3. Ein Baguette im Ofen aufbacken.
4. Das Baguette durchbrechen und je eine Hälfte auf einen Teller geben. Den Fisch dazu geben, mit Zitrone beträufeln und so servieren.
5. Einen frischen Salat dazu reichen.

Linguine mit Makrele

Portionen: 2

Schwierigkeitsgrad: leicht

Zutaten

- 200 g Linguine
- 2 Makrelenfilets
- 1 Schalotte
- 1 Stange Lauch
- 100 ml Sahne
- Gemüsebrühe
- 1 TL Senf (scharf)
- 2 Stiele Dill

Zubereitung

1. Den Dill waschen, trocken schütteln und klein hacken. Die Schalotte und den Lauch waschen. Den Wurzelansatz entfernen und beides in kleine Ringe schneiden.
2. In einen beschichteten Topf die Schalotten und den Lauch geben. Auf diese den Fisch legen.
3. Das Fischfilet abspülen, mit Küchenpapier trocken tupfen, einmal längs und einmal quer zerteilen und auf das Gemüse auflegen.
4. Die Gemüsebrühe mit 50 ml heißem Wasser ansetzen, mit dem Senf und der Sahne mischen und in den Topf gießen.
5. Den Deckel aufsetzen und den Fisch und das Gemüse 5 Minuten lang garen. Dann den Fisch herausnehmen und warm stellen.
6. Die Nudeln in Salzwasser bissfest garen und abgießen. Dann unter das Gemüse heben. Einige Minuten köcheln lassen und dann mit dem Fisch servieren.

Schweinelende mit Spinat

Portionen: 2

Schwierigkeitsgrad: leicht

Zutaten

- 2 Scheiben Schweinelende
- 200 g junger Blattspinat
- 100 g Schafskäse
- 150 g Kartoffeln (festkochend)
- 1 Zwiebel
- 1 Knoblauchzehe
- Salz, Pfeffer

Zubereitung

1. Die Zwiebel schälen und klein würfeln. Den Knoblauch schälen und klein hacken.
2. Die Zwiebel und den Knoblauch in einer Pfanne mit heißem Öl andünsten. Den Spinat dazu geben und 4 – 6 Minuten garen. Mit Salz und Pfeffer würzen.
3. Kartoffeln schälen und im Salzwasser bissfest garen. Das Wasser anschließend abgießen und warm stellen.
4. Das Fleisch in einer Pfanne mit heißem Olivenöl kräftig anbraten. Mit Salz und Pfeffer auf beiden Seiten würzen. Dann weiter schmoren bis es durch ist.
5. Das Fleisch mit den Kartoffeln und dem Spinat servieren.

Salbei-Forelle

Portionen: 2

Schwierigkeitsgrad: leicht

Zutaten

- 2 Forellen (Tk)
- 4 Schalotten
- 50 g Butterschmalz
- 250 ml Apfelsaft
- 8 Stiele Salbei
- 3 EL Mehl
- Salz, Pfeffer

Zubereitung

1. Die Schalotten waschen. Den Wurzelansatz entfernen und die Schalotten in kleine Ringe schneiden.
2. Die Fischfilets abspülen, mit Küchenpapier trocken tupfen und von beiden Seiten einsalzen und pfeffern.
3. Das Butterschmalz in einer Pfanne zerlassen. Die Forellen dazu geben und von beiden Seiten 2 Minuten anbraten. Dann die Filets aus der Pfanne nehmen und im Backofen warm stellen.
4. Die Schalotten in die Pfanne geben und andünsten. Nach 5 Minuten mit dem Apfelsaft ablöschen. Die Salbeiblätter und das Mehl zugeben. Alles gut vermischen. Den Fisch in die Pfanne setzen und mit Deckel 12 Minuten garen.
5. Den Fisch mit der Soße und den Schalotten servieren. Reis oder Couscous dazu reichen.

Lachs gegrillt auf Gurkensalat

Portionen: 2

Schwierigkeitsgrad: leicht

Zutaten

- 2 Lachsfilets
- ½ Gurke
- 1 Frühlingszwiebel
- 2 EL Olivenöl
- 3 TL Sojasoße
- ½ TL Sesamöl
- Senf, Pfeffer, Salz, Zucker

Zubereitung

1. Die Gurken schälen und in kleine Ringe schneiden. Diese in eine Schüssel geben. Sojasoße, Sesamöl, Salz, Zucker, Pfeffer und etwas Senf dazu geben. Alles gut durchmischen. Den Salat eine Stunde im Kühlschrank ziehen lassen.
2. Die Frühlingszwiebel waschen. Den Wurzelansatz entfernen und die Zwiebel in kleine Ringe schneiden.
3. Das Fischfilets abspülen, mit Küchenpapier trocken tupfen und von beiden Seiten mit Salz und Pfeffer bestreuen.
4. Den Lachs 4 Minuten von beiden Seiten durch grillen, mit Pfeffer und Salz würzen und auf einen warmen Teller ablegen.
5. Auf zwei Tellern den Gurkensalat geben und den Lachs daraufsetzen. So servieren.

Garnelen asiatisch

Portionen: 2

Schwierigkeitsgrad: leicht

Zutaten

- 400 g Garnelen
- 125 g Basmati-Reis
- 1 Avocado
- ½ Mango
- 2 TL Zitronensaft
- ½ Chili
- 4 Frühlingszwiebeln
- 3 EL Öl
- ½ TL Curry
- Salz, Pfeffer

Zubereitung

1. Die Avocado halbieren und mit einem Löffel das Innere aus beiden Hälften herausheben. Die Stücke mit Zitronensaft beträufeln. Die Mango halbieren. Den Kern herausnehmen und eine Hälfte in kleine Stücke schneiden. Die andere in den Kühlschrank stellen.
2. Die Frühlingszwiebeln waschen. Den Wurzelansatz entfernen und die Zwiebeln in kleine Ringe schneiden. Die Garnelen abspülen.
3. Den Reis in Salzwasser bissfest garen. Packungsanweisung beachten.
4. Die Garnelen in heißem Öl andünsten. Mit Salz und Curry würzen. Nach 5 Minuten aus der Pfanne nehmen.
5. Die Frühlingszwiebeln, den Reis und die Chili in die Pfanne geben. Mango und Avocado unterheben. Zwei Minuten dünsten und dann mit den Garnelen servieren.

Forelle gegrillt

Portionen: 2

Schwierigkeitsgrad: leicht

Zutaten

- 2 Forellen
- 2 große Kartoffeln (festkochend)
- 500 g Sahnequark
- 2 Zitronen (Bio)
- Knoblauchzehen
- ½ Bund Schnittlauch
- 4 Zweige Thymian
- Salz, Pfeffer

Zubereitung

1. Den Thymian und Schnittlauch waschen, trocken schütteln und klein hacken. Die Fischfilets abspülen und mit Küchenpapier trocken tupfen. Dann auf beiden Seiten salzen und pfeffern.
2. Kartoffeln schälen, mit einer Gabel einstechen und in Alufolie einwickeln. Dann in den Backofen bei 200 Grad eine Stunde garen lassen.
3. Die Zitrone abwaschen. Die Schale abreiben und in eine Schüssel geben. Den Quark dazu geben. Mit Salz und Pfeffer würzen. Alles gut vermischen.
4. Die Forellen mit den Kräutern füllen, in eine Grillzange legen und auf den Grill oder den Backofen für eine halbe Stunde legen bis die Haut knusprig ist.
5. Die Kartoffeln herausnehmen, aufschneiden und mit einem Löffel aushöhlen. Den Quark in die Öffnung füllen und die Kartoffeln so servieren. Den Fisch dazugeben.

Kabeljau auf Ingwer

Portionen: 2

Schwierigkeitsgrad: leicht

Zutaten

- 2 Kabeljaufilets
- 250 g Möhren
- 1 Bund Frühlingszwiebeln
- 1 rote Spitzpaprika
- ½ Limette
- 20 g Ingwer
- 3 EL Öl
- Gemüsebrühe
- Salz, Pfeffer, etwas Petersilie

Zubereitung

1. Die Frühlingszwiebeln waschen. Den Wurzelansatz entfernen und die Zwiebeln in kleine Ringe schneiden. Die Möhren schälen und in kleine Scheiben schneiden. Die Paprika waschen. Den Stiel und das Kerngehäuse entfernen und dann die Paprika in schmale Streifen schneiden. Die Gemüsebrühe mit 100 ml heißem Wasser ansetzen. Den Ingwer schälen und klein raspeln.
2. Die Fischfilets abspülen und mit Küchenpapier trocken tupfen. Dann auf beiden Seiten salzen und pfeffern und in einer Pfanne mit heißem Öl 10 Minuten braten. In der Hälfte der Zeit die Filets umdrehen. Den Fisch aus der Pfanne nehmen und im Backofen warmhalten.
3. Den Ingwer mit den Möhren und der Paprika in einer Pfanne mit heißem Öl andünsten. Mit Salz und Pfeffer würzen und mit dem Fisch servieren.

Kabeljau auf Kürbis

Portionen: 2

Schwierigkeitsgrad: leicht

Zutaten

- 2 Kabeljaufilets
- 600 g Kürbis
- 250 g Porree
- 1 Chili
- 20 g Ingwer
- 1 Limette
- 200 ml Kokosmilch
- 100 ml Gemüsebrühe
- Salz, Öl

Zubereitung

1. Den Kürbis 3 Min. in der Mikrowelle auf 600 Watt garen, öffnen, das Fleisch herausnehmen und in große Stücke Teilen. Den Ingwer schälen und klein raspeln. Den Porree waschen, Wurzelansatz entfernen und das äußere Blatt entfernen anschließend in kleine Ringe schneiden.
2. Die Limette heiß abwaschen. Die Schale abreiben. Die Limette teilen und den Saft ausdrücken und auffangen.
3. Den Kürbis andünsten. Porree und jeweils die Hälfte vom Ingwer und der Chili dazugeben. Gut umrühren. Mit dem Limettensaft, Kokosmilch und Gemüsebrühe ablöschen und 6 Minuten köcheln lassen.
4. Die Chili klein schneiden und in einem Mörser mit der Limettenschale und dem Ingwer zerdrücken. Mit der entstandenen Paste die Fischfilets einreiben.
5. Den Fisch in heißem Öl 3 Minuten von beiden Seiten anbraten und servieren. Das Gemüse dazugeben.

Goldforelle mit Salat

Portionen: 2

Schwierigkeitsgrad: leicht

Zutaten

- 2 Goldforellen (je 220 g)
- 500 g Kartoffeln
- ½ Zitrone
- 150 g Feldsalat
- 1 EL Butterschmalz
- 1 EL Distelöl
- 2 EL Butter
- Salz, Pfeffer

Zubereitung

1. Kartoffeln schälen und im Salzwasser bissfest garen. Das Wasser anschließend abgießen.
2. Den Feldsalat verlesen, abwaschen und trocken schütteln. (auf Steinchen achten!)
3. Die Fischfilets abspülen und mit Küchenpapier trocken tupfen. Dann auf beiden Seiten salzen und pfeffern und in einer Pfanne mit heißem Butterschmalz 14 Minuten braten. In der Hälfte der Zeit die Filets umdrehen. Den Fisch aus der Pfanne nehmen und im Backofen warm halten.
4. Die Zitrone halbieren. Eine Hälfte beiseite legen und die andere auspressen. In einer kleinen Schüssel Zitronensaft mit Distelöl, Salz und Pfeffer zu einem Dressing mischen.
5. Den Fisch servieren. Dazu den Salat geben und das Dressing griffbereit stellen.

Schinkennudeln

Portionen: 2

Schwierigkeitsgrad: leicht

Zutaten

- 200 g Schinken (gekocht)
- Gemüsebrühe
- 1 Packung Schmelzkäse
- Gewürzmischung
- 300 g Vollkornnudeln

Zubereitung

1. Die Gemüsebrühe mit 250 ml heißem Wasser ansetzen. Diese in einen Topf geben, erhitzen und den Schmelzkäse darin auflösen.
2. Den Schinken würfeln und in den Topf geben
3. Die Nudeln in Salzwasser bissfest garen, abgießen und servieren. Die Schinken-Käse-Soße darüber gießen.

Herzhaftes Omelett

Portionen: 2

Schwierigkeitsgrad: leicht

Zutaten

- 4 Eier
- 50 ml Milch
- ½ Zwiebel
- 4 Scheiben Salami
- 2 EL Hartkäse
- Öl

Zubereitung

1. Die Zwiebel schälen und klein würfeln. Den Hartkäse reiben.
2. Eier aufschlagen und in eine Schüssel geben. Die Milch dazu geben. Die Salami klein schneiden und in die Eiermilch geben. Alles gut durchmischen.
3. Öl in einer Pfanne erhitzen und das Omelett braten.
4. Das Omelett mit einem frischen Salat und einem Baguette servieren.

Vegane Küche

Grüne Bohnen mit Pilzen

Portionen: 2

Schwierigkeitsgrad: leicht

Zutaten

- 125 g Pfifferlinge (alternativ Champignons)
- 500 g grüne Bohnen
- 3 Zweige Bohnenkraut
- 1 Zwiebel
- 2 Knoblauchzehen
- 1 EL Butter
- Salz, Pfeffer, Zucker

Zubereitung

1. Die Zwiebel schälen und klein würfeln. Den Knoblauch schälen und klein hacken.
2. Das Bohnenkraut abwaschen und trocken schütteln.
3. Die Pilze verlesen, putzen und klein schneiden. Pilze aus dem Glas abspülen und klein schneiden.
4. Die Enden der Bohnen abschneiden, die Bohnen waschen und in etwa 2 cm lange Stücke schneiden. Diese in einem Topf mit Salzwasser und dem Bohnenkraut gar kochen. Nach 10 min vom Herd nehmen und abgießen.
5. Die Zwiebel in einer Pfanne mit heißer Butter goldgelb braten. Den Knoblauch und die Pilze dazugeben. Mit Salz, einer Prise Zucker und Pfeffer würzen.
6. Die Bohnen in die Pfanne geben und einige Minuten mitbraten. Abschmecken und bei Bedarf mit Salz und Pfeffer nachwürzen.
7. Auf zwei Teller geben, mit frischen Kräutern garnieren und so servieren.

Brokkoli mit Nüssen

Portionen: 2

Schwierigkeitsgrad: leicht

Zutaten

- 400 g Brokkoli
- 2 EL Walnusskerne
- Gemüsebrühe
- 1 Zwiebel
- 1 EL Zitronensaft
- ½ EL Nussöl (oder auch Olivenöl)
- Salz, Pfeffer

Zubereitung

1. Die Walnusskerne klein hacken. Die Gemüsebrühe mit 150 ml heißem Wasser ansetzen. Die Zwiebel schälen und klein würfeln. Den Brokkoli waschen und in kleine Röschen teilen. Die Stiele abschneiden.
2. Die Nüsse in einer beschichteten Pfanne ohne Fett anrösten.
3. Die Gemüsebrühe in eine Pfanne geben, erhitzen und, sobald sie kocht, den Brokkoli zugeben. Diesen etwa 4 – 6 Minuten köcheln lassen und dann abgießen. Den Brokkolisud auffangen.
4. Zitronensaft, Öl, Zwiebel und den Brokkolisud vermischen. Mit Salz und Pfeffer würzen.
5. Den Brokkoli auf flachen Tellern anrichten. Den Brokkolisud darüber gießen und die Nüsse aufstreuen.

Chinakohlrollen

Portionen: 2

Schwierigkeitsgrad: leicht

Zutaten

- 1 Chinakohl (ca. 200 g)
- 4 getrocknete Aprikosen
- 100 g Naturreis
- 1 TL Currypulver
- Butter
- 5 g Ei-Ersatz (Biovegan Ei-Ersatz pflanzlich)
- Gemüsebrühe
- Salz

Zubereitung

1. Die Gemüsebrühe mit 75 ml heißem Wasser ansetzen. Die Aprikosen klein schneiden. Den Chinakohl putzen.
2. Den Backofen auf 200 Grad vorheizen (Umluft).
3. Den Reis in Salzwasser garen. Die Aprikosen und den Curry zum Reis geben. Hitze reduzieren, Deckel aufsetzen und den Aprikosenreis eine dreiviertel Stunde köcheln lassen.
4. Eine Auflaufform einfetten. 8 Blätter vom Chinakohl blanchieren und dann auf einem Arbeitsbrett auslegen.
5. Den übrigen Kohl klein schneiden und in den Reis geben. Das Ei-Ersatz mit 50 ml Wasser mischen und zugeben. Alles gut mischen und auf die Kohlblätter aufhäufen.
6. Die Blätter zusammenrollen. Mit weißem Bindfaden oder Rouladennadeln fixieren und dann in die Backform legen. Diese eine halbe Stunde in den Backofen geben und dann servieren. Einen frischen Salat dazu reichen,

Endivienkartoffelpüree

Portionen: 2

Schwierigkeitsgrad: leicht

Zutaten

- 800 g Kartoffeln (mehlig kochend)
- 350 g Endiviensalat
- 2 EL Öl
- 200 ml Sojamilch
- 1 Zwiebel
- Muskatnuss
- Salz, Pfeffer

Zubereitung

1. Kartoffeln schälen, in kleine Würfel schneiden und im Salzwasser bissfest garen. Das Wasser anschließend abgießen und die Kartoffeln in eine große Schüssel geben.
2. Den Endiviensalat verlesen, abwaschen und trocken schütteln.
3. Die Zwiebel schälen und klein würfeln. Die Zwiebel in einer Pfanne mit heißem Öl andünsten. Den Salat mit in die Pfanne geben.
4. Die Kartoffeln zerstampfen. Sojamilch aufkochen lassen und zu den Kartoffelstampf geben. Die Endivienmischung dazugeben. Mit Salz und Pfeffer würzen. Abschmecken, bei Bedarf mit Salz und Pfeffer nachwürzen und servieren.

Risotto mit Radicchio

Portionen: 2

Schwierigkeitsgrad: leicht

Zutaten

- 100 g Risottoreis
- Gemüsebrühe
- 1 Kopf Radicchio
- 1 Apfel
- 4 EL veganer Parmesan (gerieben)
- Salz, Pfeffer

Zubereitung

1. Die Gemüsebrühe mit 500 ml heißem Wasser ansetzen.
2. Den Radicchio putzen. Die Blätter abwaschen. Den Strunk entfernen.
3. Den Apfel schälen. Das Kerngehäuse und den Stielansatz entfernen und den Apfel dann in schmale Scheiben schneiden.
4. Den Reis in einem Topf mit heißem Rapsöl andünsten. Mit der Gemüsebrühe ablöschen, abdecken und 25 Minuten köcheln lassen.
5. Die Apfelstücke, den Radichio und den Parmesan zum Reis geben.
6. Mit Salz und Pfeffer würzen.
7. Abschmecken, bei Bedarf mit Salz und Pfeffer nachwürzen und servieren.

Rote Beete mit Walnuss

Portionen: 2

Schwierigkeitsgrad: leicht

Zutaten

- 600 g rote Beete
- 40 g Walnusskerne
- 150 g veganer Magerquark
- 7 EL Orangensaft
- 1 EL Senf
- 2 EL Olivenöl
- Salz, Pfeffer

Zubereitung

1. Den Backofen auf 200 Grad vorheizen (Umluft).
1. Die Walnusskerne klein hacken. Belegen Sie ein Backblech mit Backpapier.
2. Die rote Beete schälen, in kleine Würfel schneiden und auf das Backblech legen. Salz und Pfeffer darüber streuen. Die rote Beete eine dreiviertel Stunde in den Backofen stellen.
3. Die Nüsse in einer beschichteten Pfanne ohne Fett anrösten.
4. Den Quark einmischen. Die Nüsse daruntermischen. Abschmecken und bei Bedarf mit Salz und Pfeffer nachwürzen.
5. Den Orangensaft in einer kleinen Schüssel mit dem Senf, Salz und Pfeffer zu einem Dressing vermischen.
6. Die rote Beete auf einen Teller geben. Die Quarkmischung darauf schichten und das Dressing darüber gießen.

Rotkohl mit Birne

Portionen: 2

Schwierigkeitsgrad: leicht

Zutaten

- 600 g Rotkohl
- 1 Zwiebel
- ½ EL Rapsöl
- 2 EL Wildpreisebeeren (Glas)
- 1 Lorbeerblatt
- 1 Gewürznelke
- Gemüsebrühe
- 1 Birne
- 1 EL Rotweinessig
- Salz, Pfeffer

Zubereitung

1. Die Zwiebel schälen und klein würfeln. Die Gemüsebrühe mit 200 ml heißem Wasser ansetzen. Die äußeren Blätter vom Rotkohl entfernen. Den Kohl aufschneiden. Den Strunk herausschneiden. Den Kohl klein schneiden und abwaschen.
2. Die Zwiebel in einer Pfanne mit heißem Öl andünsten. Den Kohl hinzugeben. Nach 6 min die Wildpreisebeeren, das Lorbeerblatt, die Gewürznelke und die Gemüsebrühe zugeben. Abdecken und 20 min köcheln lassen.
3. Die Birne schälen. Das Kerngehäuse und den Stielansatz entfernen und dann die Birne in kleine Stücke schneiden. Diese zum Kohl geben und 10 min mitdünsten. Abschmecken und das Gericht servieren.

Spargelpakete

Portionen: 2

Schwierigkeitsgrad: leicht

Zutaten

- 1 kg Spargel
- 4 EL Rama (oder Alsan Bio)
- Salz, Pfeffer

Zubereitung

1. Den Backofen auf 200 Grad vorheizen (Umluft).
2. Den Spargel schälen, die Ende abtrennen und dann den Spargel in kleine etwa 1 – 2 cm lange Stücke schneiden.
3. 4 große Stücke Alufolie auslegen und den Spargel darauf verteilen.
4. Den Spargel mit Salz und Pfeffer würzen. Die Rama in vier etwa gleich große Teile aufteilen und auf die Spargelpäckchen setzen. Die Alufolie zu Päckchen zusammenfalten und diese auf ein Backblech setzen.
5. Die Spargelpäckchen 50 Minuten lang backen und dann sofort servieren. Petersilienkartoffeln dazu reichen.

Steckrübenstampf

Portionen: 2

Schwierigkeitsgrad: leicht

Zutaten

- 400 g Steckrübe (ca. ½ Rübe)
- 2 Knoblauchzehen
- 1 Zitrone
- 2 EL Rapsöl
- 1 EL Zucker
- 100 ml Soja-Kochcreme
- Salz, Pfeffer

Zubereitung

1. Den Backofen auf 200 Grad vorheizen (Umluft).
2. Die Zitrone auspressen. Den Saft mit einem Sieb in einer Tasse auffangen. Den Knoblauch schälen und klein hacken. Die Steckrübe schälen, in kleine Würfel schneiden und in eine Schüssel geben.
3. Zur Rübe den Knoblauch, dem Rapsöl, den Zitronensaft und den Zucker dazugeben. Alles gut vermischen.
4. Ein Backblech mit Alufolie belegen und die Mischung auftragen. Diese 50 min im Backofen garen.
5. Die Mischung etwas abkühlen lassen, in einen Topf geben, die Kochcreme, Salz und Pfeffer zugeben und alles fein pürieren. Dann noch einmal erwärmen und servieren.
6. Kartoffelbrei, eine leichte Jägersoße und einen frischen Salat dazu reichen.

Tomatenreis

Portionen: 2

Schwierigkeitsgrad: leicht

Zutaten

- 400 g Tomaten
- 1 Stange Lauch
- 2 Knoblauchzehen
- 300 g Langkornreis
- 1 EL Öl
- Gemüsebrühe
- Salz, Pfeffer
- 50 g veganer Streukäse

Zubereitung

1. Die Gemüsebrühe mit 400 ml heißem Wasser ansetzen.
2. Den Lauch waschen. Den Wurzelansatz entfernen und die Zwiebeln in kleine Ringe schneiden.
3. Den Knoblauch schälen und klein hacken.
4. Die Tomaten waschen. Den Stielansatz entfernen und die Tomaten dann in kleine Stücke schneiden.
5. Den Lauch und den Knoblauch in einer Pfanne mit heißem Öl andünsten.
6. Den Reis dazugeben, einige Minuten dünsten und dann mit der Gemüsebrühe ablöschen.
7. Die Tomatenstücke zugeben. Mit Salz und Pfeffer würzen. Alles gut mischen und zugedeckt 20 Minuten köcheln lassen.
8. Den Hartkäse reiben und unter den Tomatenreis geben. Abschmecken, bei Bedarf mit Salz und Pfeffer nachwürzen und dann servieren. Einen frischen Salat dazu reichen.

Fenchel, geschmort

Portionen: 2

Schwierigkeitsgrad: leicht

Zutaten

- 2 Fenchelknollen (ca. 500 g)
- 2 Tomaten
- 2 Schalotten
- 2 Knoblauchzehen
- 2 Zweige Thymian
- 2 EL Olivenöl
- Salz, Pfeffer, Zucker

Zubereitung

1. Die Tomaten waschen. Den Stielansatz entfernen und die Tomaten in kleine Stücke schneiden.
2. Die Schalotten waschen. Den Wurzelansatz entfernen und die Zwiebeln in kleine Ringe schneiden.
3. Den Knoblauch schälen und klein hacken.
4. Den Fenchel schälen und in kleine Stücke würfeln.
5. Den Thymian waschen, trocken schütteln und klein hacken.
6. Die Schalotten, den Knoblauch und den Thymian in einer Pfanne mit heißem Öl andünsten.
7. Tomaten und Fenchel dazugeben. Mit Salz, etwas Zucker und Pfeffer würzen.
8. Deckel aufsetzen und alles 20 Minuten köcheln lassen.
9. Abschmecken, bei Bedarf mit Salz und Pfeffer nachwürzen und dann servieren.

Porree mit Marinade

Portionen: 2

Schwierigkeitsgrad: leicht

Zutaten

- 500 g Porree
- Gemüsebrühe
- ¼ TL Koriandersamen
- 3 Pimentkörner
- 1 Lorbeerblatt
- 3 Zweige Thymian
- 1 EL Zitronensaft
- 2 EL Olivenöl

Zubereitung

1. Die Gemüsebrühe mit 500 ml heißem Wasser ansetzen. Den Thymian waschen, trocken schütteln und klein hacken.
2. Den Porree putzen, waschen, den Stielansatz entfernen und dann den Porree in Ringe schneiden.
3. Die Gemüsebrühe in einen Topf geben und erhitzen. Wenn sie kocht, Koriander, Piment, Lorbeer und Thymian zugeben. Die Porreestücke in die Mischung geben und 6 – 8 Minuten köcheln lassen.
4. Den Porree herausheben. Essig, Zitronensaft und Olivenöl in einer Schüssel vermischen. Etwas 250 ml der Gemüsebrühe zugeben.
5. Den Porree mit der Soße übergießen und 2 Stunden im Kühlschrank ruhen lassen. Danach im Backofen erwärmen und servieren.
6. Reis oder Couscous, ein frischer Paprika-Salat und ein paar Gemüsefrikadellen passen gut dazu.

Rosenkohlgratin

Portionen: 2

Schwierigkeitsgrad: leicht

Zutaten

- 600 g Rosenkohl
- 1 Zwiebel
- 100 g Gouda (luftgetrockneter veganer Gouda, oder bedda Block classic)
- 1 Zweig Thymian
- 400 ml Milch
- 20 g Ei-Ersatz (Biovegan Ei-Ersatz pflanzlich)
- Spätzle

Zubereitung

1. Den Thymian waschen, trocken schütteln und klein hacken.
2. Die Zwiebel schälen und klein würfeln.
3. Den Gouda fein reiben.
4. Den Rosenkohl verlesen, die äußeren, nicht mehr guten Blätter entfernen. Den Rosenkohl waschen und dann die Röschen halbieren.
5. Den Backofen auf 200 Grad vorheizen (Umluft).
6. Den Rosenkohl in einem Topf mit Salzwasser bissfest kochen. Das Wasser mit einem Sieb abgießen, mit Zwiebel und Spätzle vermischen und in eine Auflaufform geben.
7. Milch, Ei-Ersatz, den Thymian, Salz und Pfeffer mischen und auf den Rosenkohl geben. Den Käse aufstreuen.
8. Den Rosenkohl eine dreiviertel Stunde backen und dann sofort servieren.
9. Wer mag kann auch etwas Schinken in die Mischung geben.

Wraps mit Rucola und Möhre

Portionen: 2

Schwierigkeitsgrad: leicht

Zutaten

- Bio Kokosnuss Wraps
- 1 Handvoll Rucola
- 6 EL Ricotta
- 1 Möhre
- Salz, Pfeffer

Zubereitung

1. Den Rucola verlesen, abwaschen und trocken schütteln.
2. Die Möhre schälen und in kleine Ringe schneiden.
3. Trennpapier auslegen. Die Wraps darauf platzieren.
4. Auf die Wraps den Rucola auflegen, darauf die Möhrenstücke.
5. Den Ricotta darauf geben.
6. Etwas Salz und Pfeffer aufstreuen und die Tortillas zusammenrollen.

Ofenkartoffeln

Portionen: 2

Schwierigkeitsgrad: leicht

Zutaten

- 2 Kartoffeln (große, festkochend)
- frische Kräuter (Mischung oder frische verschiedene, je nach Geschmack)
- Olivenöl
- Salz
- Veganer Quark (aus Sojabohnen, Mandeln oder Cashewkernen)

Zubereitung

1. Den Backofen auf 200 Grad vorheizen (Umluft).
2. Belegen Sie ein Backblech mit Backpapier.
3. Kartoffeln schälen, halbieren und auf das Backpapier setzen. Die aufgeschnittene flache Seite soll nach oben zeigen.
4. Die Kartoffeln mit Öl einpinseln. Das Salz und die Kräuter aufstreuen. Dann die Kartoffeln eine dreiviertel Stunde backen.
5. Sehr gut passt grobes Meersalz und Rosmarin, dass Sie auf die Kartoffeln streuen. Servieren Sie die Ofenkartoffeln mit einem frischen Salat und selbst angerichteten Kräuterquark.

Kartoffel-Möhren-Gemüse

Portionen: 2

Schwierigkeitsgrad: leicht

Zutaten

- 250 g Kartoffeln (vorwiegend festkochend)
- 500 g Möhren
- ½ Gemüsezwiebel
- 1 ½ Knoblauchzehen
- Gemüsebrühe
- 1 Öl
- ½ EL Mehl
- Salz, Pfeffer

Zubereitung

1. Die Gemüsebrühe mit 500 ml heißem Wasser ansetzen. Kartoffeln schälen, in kleine Würfel schneiden und im Salzwasser bissfest garen. Das Wasser anschließend abgießen und die Kartoffeln in eine große Schüssel geben. Die Möhren schälen und in kleine Scheiben schneiden. Die Zwiebel schälen und klein würfeln.
2. Die Gemüsebrühe in einen Topf geben. Die Möhren und den Knoblauch dazugeben, aufkochen lassen und eine viertel Stunde bei reduzierter Hitze köcheln lassen.
3. Kartoffeln zugeben und köcheln lassen bis sie gar sind. Die Brühe abgießen und den Topf vom Herd nehmen.
4. Mit Öl und Mehl in einer Pfanne eine Mehlschwitze anrühren. Das Gemüse dazugeben. Mit Salz und Pfeffer würzen. Und einige Minuten köcheln lassen.
5. Abschmecken, bei Bedarf mit Salz und Pfeffer nachwürzen und dann servieren. Einen frischen Salat dazu reichen.

Zucchini-Bandnudeln

Portionen: 2

Schwierigkeitsgrad: leicht

Zutaten

- 250 g Bandnudeln
- 350 g Zucchini
- 1 Zwiebel
- 108 g (Biovegan Schlagcreme)
- 3 Safranfäden
- 30 g Rama
- 3 EL veganer Parmesan (frisch gerieben, z.B. Jeezano Block Hartschmelz, Violife Prosociano Ecke)
- Salz, Pfeffer

Zubereitung

1. Die Zwiebel schälen und klein würfeln. Die Zucchini schälen und in schmale Scheiben schneiden. Die Nudeln in Salzwasser garen bis sie bissfest sind. Dann das Wasser abgießen.
2. Die Zwiebel in einer Pfanne mit heißem Öl andünsten. Zucchini in die Pfanne geben. Mit Salz und Pfeffer würzen. Sahne und Safran dazugeben. Ales gut vermischen und einige Minuten köcheln lassen.
3. Das Zucchinigemüse mit den Nudeln servieren. Den Parmesan darüber streuen.

Rosenkohlgemüse klassisch

Portionen: 2

Schwierigkeitsgrad: leicht

Zutaten

- 500 g Rosenkohl
- 1 Zwiebel (klein)
- Öl
- ¼ TL Zucker
- Muskat
- Gemüsebrühe
- 3 Stiele Petersilie
- Salz, Pfeffer

Zubereitung

1. Die Zwiebel schälen und klein würfeln. Den Rosenkohl verlesen, die äußeren, nicht mehr guten Blätter entfernen.
2. Die Petersilie waschen, trocken schütteln und klein hacken.
3. Den Rosenkohl waschen und dann die Röschen halbieren. Den Rosenkohl in einem Topf mit Salzwasser bissfest kochen. Das Wasser mit einem Sieb abgießen.
4. Die Gemüsebrühe mit 30 ml heißem Wasser ansetzen.
5. Die Zwiebel in einem Topf mit heißem Öl andünsten. Zucker dazugeben.
6. Den Rosenkohl in die Pfanne geben. Mit Salz, Muskat und Pfeffer würzen. Alles gut durchmischen und 8 Minuten köcheln lassen.
7. Die Gemüsebrühe aufgießen und alles noch einmal 10 Minuten köcheln. Ann servieren. Die Petersilie über den Rosenkohl streuen.

Kartoffelschnee

Portionen: 2

Schwierigkeitsgrad: leicht

Zutaten

- 450 g Kartoffeln
- 5 Stiele Dill
- Oliven Öl
- Salz

Zubereitung

1. Den Dill waschen, trocken schütteln und klein hacken.
2. Kartoffeln schälen und im Salzwasser bissfest garen. Das Wasser anschließend abgießen und die Kartoffeln in eine große Schüssel geben.
3. Die Kartoffeln durch eine Kartoffelpresse drücken.
4. Oliven Öl auf die Kartoffeln geben. Den Dill aufstreuen. Und so die Kartoffeln servieren.
5. Bratgemüse und einen frischen Salat dazu reichen.

Spinat nach sizilianischer Art

Portionen: 2

Schwierigkeitsgrad: leicht

Zutaten

- 400 g Blattspinat
- 30 g Sultaninen
- 3 Knoblauchzehen
- 30 g Pinienkerne
- 1 Zitrone
- Salz, Pfeffer, Muskat

Zubereitung

1. Den Spinat waschen, verlesen und klein schneiden. Den Knoblauch schälen und klein hacken.
2. In einer Pfanne mit heißem Öl die Pinienkerne rösten. Den Knoblauch dazugeben.
3. Den Spinat in die Pfanne geben und 5 Minuten braten.
4. Sultaninen, Salz, Pfeffer und Muskat zugeben. Gut durchmischen, abschmecken und servieren.
5. Der Kartoffelschnee passt sehr gut dazu.

Pilze in Balsamico

Portionen: 2

Schwierigkeitsgrad: leicht

Zutaten

- 425 g Pilze gemischt
- 2 Stiele Petersilie
- 2 Knoblauchzehen
- Gemüsebrühe
- 3 EL Balsamico
- 2 EL Olivenöl
- Salz, Pfeffer

Zubereitung

1. Die Pilze verlesen, putzen und klein schneiden. Pilze aus dem Glas abspülen und klein schneiden.
2. Die Petersilie waschen, trocken schütteln und klein hacken. Den Knoblauch schälen und klein hacken. Die Gemüsebrühe mit 251750 ml heißem Wasser ansetzen.
3. Den Knoblauch in einer Pfanne mit heißem Öl andünsten. Die Pilze in die Pfanne geben. Mit Salz und Pfeffer würzen. Die Pilze 5 Minuten braten.
4. Mit der Gemüsebrühe ablöschen. Petersilie und Balsamico zugeben. Gut umrühren und alles 4 Minuten köcheln lassen. Abschmecken, bei Bedarf mit Salz und Pfeffer nachwürzen und dann servieren. Einen frischen Salat dazu reichen.

Zucchini mariniert

Portionen: 2

Schwierigkeitsgrad: leicht

Zutaten

- 3 Zucchini (etwa 750 g)
- 3 Stiele Minze
- 2 EL Honig
- 2 EL Olivenöl
- Salz, Pfeffer

Zubereitung

1. Die Minze waschen, trocken schütteln und klein hacken.
2. Die Zucchini schälen und in schmale Scheiben schneiden.
3. In einer kleinen Schüssel die Minze geben. Öl, Honig und Zitronensaft dazugeben. Alles gut vermischen.
4. Die Zucchinischeiben mit der Ölmischung bestreichen (oder sie kurz in diese einlegen) und dann die Scheiben auf den Grill legen. Die Scheiben 3 Minuten auf jeder Seite grillen und dann servieren.
5. Andere gegrillte Speisen wie Maiskolben oder Gemüsespieße und einen frischen Salat dazu reichen.

Ofengemüse nach italienischer Art

Portionen: 2

Schwierigkeitsgrad: leicht

Zutaten

- 2 Paprika (rot und gelb)
- 1 Fenchelknolle
- 2 Möhren
- 2 Zwiebeln
- 3 EL Olivenöl
- je 2 Stiele Basilikum und Oregano
- Balsamico
- Salz, Pfeffer

Zubereitung

1. Den Backofen auf 200 Grad vorheizen (Umluft).
2. Die Paprika waschen. Den Stiel und das Kerngehäuse entfernen und dann die Paprika in schmale Streifen schneiden. Die Möhren schälen und in kleine Scheiben schneiden. Die Zwiebel schälen und klein würfeln. Die Kräuter waschen, trocken schütteln und klein hacken. Den Fenchel schälen und in kleine Würfel schneiden.
3. Das Gemüse in eine Schüssel geben. Das Olivenöl, Salz und Pfeffer dazugeben.
4. Belegen Sie ein Backblech mit Backpapier. Darauf das Gemüse schichten. Dieses eine halbe Stunde in den Backofen stellen.
5. Das Ofengemüse beim Servieren mit Kräutern bestreuen. Backkartoffeln, Kartoffelschnee, Bratkartoffeln, Rosmarinkartoffeln o.ä. passen gut dazu. Nach Bedarf mit Balsamico verfeinern.

Kürbis-Bratlinge

Portionen: 2

Schwierigkeitsgrad: leicht

Zutaten

- 100 g Kürbis
- 200 g Kichererbsen (Dose, Tk oder frisch)
- 1 Zwiebel
- ½ Knoblauchzehe
- 3 EL Kichererbsenmehl
- 1 EL Semmelbrösel
- Salz, Pfeffer

Zubereitung

1. Kichererbsen abspülen und in einen Topf mit Salzwasser bissfest garen. Dann das Wasser abgießen und die Kichererbsen zur Seite stellen.
2. Den Kürbis schälen. Das Kerngehäuse entfernen. Das Fruchtfleisch in kleine Stücke schneiden. Wir brauchen nur 100 g. Den restlichen Kürbis zur Seite stellen.
3. Die Zwiebel schälen und klein würfeln. Den Knoblauch schälen und klein hacken.
4. Kürbis, Kichererbsen, Zwiebeln und Knoblauch in einen großen Mixbecher geben und pürieren. Die Masse in eine Schüssel geben. Mit Salz und Pfeffer würzen. Semmelmehl und Kichererbsenmehl einarbeiten.
5. Aus dem Teig kleine flache Bratlinge formen und diese in einer Pfanne mit heißem Öl von beiden Seiten kräftig anbraten. Die noch warmen Bratlinge servieren. Dazu passt gut ein Kartoffelbrei, Bratgemüse und ein frischer Salat.

Caprese mit Bohnen

Portionen: 2

Schwierigkeitsgrad: leicht

Zutaten

- 2 Tomaten
- 1 Mozzarella (bspw. Mozzarisella von Frescolat)
- 150 g grüne Bohnen
- 3 EL Olivenöl
- 3 EL Balsamico
- 1 TL Reissirup
- 1 Zweig Thymian
- 1 TL Senf

Zubereitung

1. Die Tomaten waschen. Den Stielansatz entfernen und die Tomaten dann in kleine Scheiben schneiden. Den Mozzarella ebenfalls in Scheiben schneiden. Den Thymian waschen, trocken schütteln und klein hacken. Die Enden der Bohnen abschneiden, die Bohnen waschen und in etwa 2 cm lange Stücke schneiden.
2. In einer Pfanne mit heißem Öl die Bohnen 10 min garen. Mit Salz, Thymian und Pfeffer würzen.
3. Tomatenscheiben und Mozzarella auf zwei Teller schichten. Dabei abwechselnd Tomaten- und Käsescheiben auflegen. Die Mitte freilassen.
4. Olivenöl in eine Schüssel geben. Balsamico, Reissirup, Senf, Salz und Pfeffer dazugeben. Alles kräftig durchmischen und auf die Käse-Tomaten-Scheiben geben.
5. In die Mitte der Teller die Bohnen geben und so servieren.

Tofu-Gemüse

Portionen: 2

Schwierigkeitsgrad: leicht

Zutaten

- 100 g Tofu
- 1 Zwiebel
- 1 Zucchini
- 2 Auberginen
- 1 Möhre
- 2 EL Olivenöl
- 3 Stiele Thymian
- Salz, Pfeffer

Zubereitung

1. Den Backofen auf 200 Grad vorheizen (Umluft).
2. Belegen Sie ein Backblech mit Backpapier.
3. Den Tofu in Würfel schneiden. Die Zwiebel schälen und klein würfeln. Die Zucchini schälen und in schmale Scheiben schneiden. Die Möhre schälen und in kleine Ringe schneiden. Die Aubergine waschen. Den Steilansatz entfernen und dann die Aubergine klein würfeln. Den Thymian waschen, trocken schütteln und klein hacken.
4. Das Gemüse auf das Backblech legen. Das Olivenöl aufträufeln. Mit Salz, Pfeffer und dem Thymian bestreuen und dann das Gemüse eine dreiviertel Stunde backen.
5. Das Gemüse mit dem Tofu frisch aus dem Backofen servieren. Couscous, Reis, Nudeln oder auch Rosmarinkartoffeln dazu reichen.

Paprika-Pasta

Portionen: 2

Schwierigkeitsgrad: leicht

Zutaten

- 3 Paprika (bunt)
- ½ Zwiebel
- 1 Knoblauchzehe
- 5 Basilikum-Blätter
- 100 g Mascarpone (Schlagfix Crème)
- 2 TL Zitronensaft
- Salz, Pfeffer
- 300 g Nudeln

Zubereitung

1. Den Backofen auf 200 Grad vorheizen (Umluft).
2. Die Paprika waschen. Die Zwiebel schälen. Den Knoblauch schälen und klein hacken. Die Basilikum-Blätter abzupfen, waschen und mit Küchenpapier trocken tupfen.
3. Paprika und Zwiebel mit Öl einpinseln und im Backofen eine halbe Stunde lang rösten.
4. Paprika und Zwiebel etwas abkühlen lassen, dann klein schneiden und in einem Mixbecher mit den Basilikumblättern klein mixen.
5. Knoblauch, Mascarpone und den Zitronensaft ebenfalls in den Mixbecher geben und pürieren. Die fertige Paste in eine Schüssel füllen und mit Salz und Pfeffer würzen.
6. Die Nudeln in Salzwasser bissfest garen, abgießen und servieren. Die Pasta dazu reichen.

Chili-Tomaten-Bandnudeln

Portionen: 2

Schwierigkeitsgrad: leicht

Zutaten

- 200 g Cocktailtomaten
- 10 g Koriander (frisch)
- 1 Frühlingszwiebel
- 1 Chili
- 2 EL Tomatenmark
- 1 TL Olivenöl (oder Butter)
- 300 g Bandnudeln
- Pfeffer

Zubereitung

1. Die Cocktailtomaten waschen und vierteln. Den Koriander waschen, trocken schütteln und klein schneiden. Die Chili klein schneiden. Den Stiel und die Kerne entfernen.
2. Die Nudeln in Salzwasser bissfest garen und abgießen. Etwas Olivenöl in die Nudeln einrühren (oder auch Butter).
3. Die Cocktailtomaten in einen Mixer füllen. Koriander, Frühlingszwiebeln und Chili dazugeben. Alles gut durchpürieren und in eine Schüssel füllen. Den Tomatenmark dazu geben. Das Salsa mit Pfeffer würzen und abschmecken.
4. Die Nudeln mit dem Salsa servieren.

Mangold-Curry

Portionen: 2

Schwierigkeitsgrad: leicht

Zutaten

- 300 g Mangold
- ½ Zwiebel
- 1 Knoblauchzehe
- 1 Süßkartoffel (ca. 200 g)
- 125 g Wildreis
- 75 g Berglinsen
- 2 EL Rapsöl
- 200 ml Kokosmilch
- etwas Curry
- Salz, Pfeffer

Zubereitung

1. Den Mangold waschen, putzen und klein schneiden.
2. Die Zwiebel schälen und klein würfeln. Den Knoblauch schälen und klein hacken. Kartoffel schälen und in kleine Würfel schneiden. Die Linsen abspülen und entsprechend der Packungsaufschrift zubereiten. Den Reis in Salzwasser bissfest garen.
3. Die Zwiebel und den Knoblauch in einer Pfanne mit heißem Öl andünsten.
4. Die Kartoffel in die Pfanne geben und 5 min lang anbraten. Mit Salz und Pfeffer würzen. Den Mangold dazugeben und alles noch einmal 5 Minuten braten.
5. Den Curry und die Kokosmilch in die Pfanne geben. Alles gut vermischen und 5 Minuten köcheln lassen. Die Linsen in die Mischung geben. Abschmecken und dann mit dem Reis servieren.

Rucola-Zitronen-Pesto mit Nudeln

Portionen: 2

Schwierigkeitsgrad: leicht

Zutaten

- 110 g Rucola
- 1 Knoblauchzehe
- 150 g Cocktailtomaten
- 50 Pinienkerne
- 50 ml Olivenöl
- ½ Bio-Zitrone
- Salz, Pfeffer
- 300 g Nudeln

Zubereitung

1. Die Cocktailtomaten waschen und vierteln. Den Rucola verlesen, abwaschen und trocken schütteln. Den Knoblauch schälen und klein hacken.
2. Die Pinienkerne in einer Pfanne ohne Fett anrösten.
3. Die Zitrone abwaschen, halbieren und eine Hälfte auspressen. Danach die Schale abreiben.
4. Die Cocktailtomaten in einen Mixbecher geben. Dazu die Knoblauchstücke, die Pinienkerne, den Abrieb der Zitrone, den Zitronensaft und das Olivenöl geben. Alles gut durchmixen und in eine Schüssel geben. Mit Salz und Pfeffer würzen.
5. Die Nudeln in Salzwasser bissfest garen, abgießen und servieren. Das Pesto dazu reichen.

Süßes

Tofu-Schoko-Mouse

Portionen: 2

Schwierigkeitsgrad: leicht

Zutaten

- 100 g Zartbitterschokolade (Kakaogehalt 70% o.m.)
- 1 Bio-Orange
- 1 Vanilleschote
- 80 g Kokosblütenzucker
- 700 g Seidentofu
- 40 g Kakao
- 3 EL Espresso (abgekühlt)
- 20 g Kichererbsenmehl
- 100 ml Sojamilch
- Salz

Zubereitung

1. Das Eiersatz mit 100 ml Wasser mischen.
2. Die Orange mit heißem Wasser abwaschen. Die Schale abreiben.
3. Die Vanilleschote auskratzen. Das Mark mit dem Kokosblütenzucker mischen.
4. Den Tofu in eine Schüssel geben und mit dem Kakao, der Orangenschale, dem Vanille-Kokosblütenzucker und dem Espresso mischen.
5. Die Schokolade im Wasserbad schmelzen und dann zu dem Tofu geben. Alles gut vermischen.
6. Das Kichererbsenmehl mit 100 ml Sojamilch mischen, eine Prise Salz zugeben und unter den Tofu heben. Das fertige Mouse in zwei Gläser füllen und so servieren.

Beeren-Keks-Trifle

Portionen: 2

Schwierigkeitsgrad: leicht

Zutaten

- 150 g Quark (Fettgehalt: 20%)
- 150 g Joghurt
- 300 g Beerenmischung (Himbeeren, Heidelbeeren, Erdbeeren, je nach Angebot und Saison, frisch oder Tk)
- 1 EL Honig
- 1 Prise Zimt
- 6 Hafervollkornkekse

Zubereitung

1. Geben Sie den Quark in eine Schüssel. Geben Sie den Joghurt und den Honig und etwas Zimt dazu. Vermischen Sie alles gut miteinander.
2. Die Beeren verlesen und waschen. Kleine noch vorhandene Stiele entfernen. Tk-Ware auftauhen.
3. Legen Sie die Kekse auf einen Teller und zerdrücken Sie diese.
4. Füllen Sie in zwei Gläser Schicht für Schicht und abwechselnd die Quark-Joghurtmischung, die zerdrückten Kekse und die Beeren. Servieren Sie die Mischung so.

Aprikosenmouse

Portionen: 2

Schwierigkeitsgrad: leicht

Zutaten

- 200 g Aprikosen
- 50 ml Apfelsaft
- 1 Packung Vanille-Zucker
- 200 g Quark (Fettgehalt: 20%)
- 150 g Joghurt (Fettgehalt: 1,5%)
- 1 EL Honig
- 1 EL Mohnsamen (wer mag kann auch Sesamsamen verwenden)

Zubereitung

1. Die Aprikosen abwaschen, halbieren und den Stein entfernen.
2. Eine Aprikose zur Seite legen. Die anderen klein schneiden und in einen Mixer geben. Den Apfelsaft zugeben und alles gut pürieren. Den Vanillezucker in das Püree einmischen.
3. Den Quark in eine Schüssel geben und mit dem Joghurt, den Honig und den Mohnsamen vermischen.
4. Füllen Sie in zwei Gläser Schicht für Schicht und abwechselnd die Quark-Joghurtmischung und das Aprikosenmus. Servieren Sie die Mischung so.
5. Setzen Sie oben auf die Gläser je eine halbe Aprikose auf.

Pflaume mit Zimtsahne

Portionen: 2

Schwierigkeitsgrad: leicht

Zutaten

- 300 g Pflaumen
- 1 TL Butter
- 2 EL Rohrzucker
- 50 ml Apfelsaft
- 1 Kapsel Kardamom
- 1 Anisstern
- 50 ml Sahne

Zubereitung

1. Die Pflaumen abwaschen, halbieren und den Stein entfernen.
2. Die Butter in einer Pfanne schmelzen. Die Pflaumen dazu geben und etwas andünsten. 1 EL Rohrzucker zugeben und karamellisieren lassen.
3. Den Apfelsaft zum Ablöschen verwenden. Den Kardamom und den Anisstern zugeben und die Mischung 10 Minuten köcheln lassen.
4. Die Gewürze aus der Pfanne fischen. Die Pflaumen vom Herd nehmen und abkühlen lassen.
5. Die Pflaumen in Gläser oder Kompottschälchen füllen.
6. Die Sahne mit 1 EL Rohrzucker vermischen, steif schlagen und dann auf die Pflaumen aufsetzen.
7. **Zu beachten**: Würzen Sie Gerichte nur mit wenig oder gar keinen Zimt. Der Genuss von zu viel Zimt kann unter Umständen Wehen auslösen. Darum sollte man Gerichte in der Schwangerschaft nur mit einer Prise Zimt würzen oder ganz auf Zimt verzichten.

Obstsalat mit Sanddorn

Portionen: 2

Schwierigkeitsgrad: leicht

Zutaten

- 100 g Ananas (Dose)
- 100 g Mango
- 100 g Papaya
- 1 Banane
- 1 EL Haselnüsse
- 1 EL Kokosflocken
- 2 EL Orangensaft
- 1 EL Sanddornkonzentrat (aus dem Reformhaus)

Zubereitung

1. Die Mango und die Papaya schälen und 100 g der Frucht in kleine Stücke schneiden.
2. Die Banane schälen und in Scheiben schneiden.
3. Die Früchte in eine große Schüssel geben.
4. Die Haselnüsse, die Kokosflocken, den Orangensaft und den Sanddornkonzentrat dazugeben.
5. Alles gut vermischen, in zwei Schüsseln füllen und so servieren.

Beeren-Mandel-Crumble

Portionen: 2

Schwierigkeitsgrad: leicht

Zutaten

- 300 g Beerenmischung (Himbeeren, Heidelbeeren, Erdbeeren, je nach Angebot und Saison, frisch oder Tk)
- 70 g Vollkornmehl
- 150 g Joghurt
- 20 g Mandeln
- 40 g Rohrzucker
- 40 g Butter
- 1 Prise Salz
- 1 Packung Vanillezucker

Zubereitung

1. Den Backofen auf 200 Grad vorheizen (Umluft).
2. Die Beeren verlesen und waschen. Verwenden Sie Tk-Ware, diese auftauen.
3. Die Beeren in eine Auflaufform geben.
4. Das Mehl in eine Schüssel geben. Mandeln, Zucker, Butter und Salz zugeben und alles gut vermischen. Den entstandenen Streuselteig auf die Beeren geben.
5. Den Crumble im Backofen eine halbe Stunde lang backen.
6. Den noch warmen Crumble zurechtschneiden und auf Teller geben.
7. Den Joghurt mit dem Vanillezucker mischen und auf den Crumble geben. So servieren.

Vanilleeis selbstgemacht

Portionen: 2

Schwierigkeitsgrad: leicht

Zutaten

- 50 g Cashewnüsse
- 6 Datteln (getrocknet, ohne Stein)
- ½ TL Vanille
- 1 Prise Salz
- 200 ml Milch

Zubereitung

1. Die Datteln klein schneiden.
2. Die Cashewnüsse klein hacken.
3. Beides mit der Vanille und dem Salz in einen Mixer geben.
4. 200 ml Milch zugeben.
5. Die Mischung mixen, in Eisformen füllen und in das Gefrierfach geben.

Buchweizen-Pancakes

Portionen: 2

Schwierigkeitsgrad: leicht

Zutaten

- 140 g Buchweizenmehl
- 125 g Himbeeren (frisch oder Tk)
- 1 EL Reissirup
- 1 Ei
- 100 ml Milch
- 100 ml Mineralwasser
- 1 TL Backpulver
- 1 Prise Salz
- Öl

Zubereitung

1. Vermischen Sie das Mehl mit dem Backpulver und einem Ei. Geben Sie den Reissirup, die Milch und das Wasser hinzu.
2. Vermischen Sie alles gut miteinander. Lassen Sie den Teig zehn Minuten ruhen.
3. Nehmen Sie mit einer kleinen Kelle den Teig aus der Schüssel und backen Sie ihn in einer Pfanne mit heißem Öl. Mit einem Pfannenwender drehen Sie die Pancakes.
4. Die Himbeeren verlesen und waschen. Kleine noch vorhandene Stiele entfernen. Mixen Sie die Beeren zu einem Püree und tragen Sie dieses auf die Pancakes auf. Servieren Sie diese so.

Puffreis mit Schoko

Portionen: 2

Schwierigkeitsgrad: leicht

Zutaten

- 100 g Zartbitterschokolade (Kakaoanteil: 70% o.m.)
- 30 g Quinoa (gepufft)
- 2 EL Erdnussmus / Erdnussbutter (oder Sie geben ein paar klein gehackte Nüsse hinzu)
- 2 EL Erdnüsse

Zubereitung

1. Die Erdnüsse klein hacken.
2. Schmelzen Sie die Schokolade im Wasserbad.
3. Rühren Sie das Erdnussmus in die Schokolade. Vermischen Sie beides gut miteinander.
4. Heben Sie den gepufften Quinoa und die Erdnüsse unter die Schokolade.
5. Breiten Sie ein Backpapier aus und gießen Sie die Schokomasse auf. Stellen Sie diese in den Kühlschrank.

Brownies ohne backen

Portionen: 2

Schwierigkeitsgrad: leicht

Zutaten

- 5 Datteln (getrocknet, ohne Stein)
- 5 Aprikosen (getrocknet)
- 100 g Wallnusskerne
- 2 EL Kakao
- ¼ TL Vanille
- 1 Prise Salz

Zubereitung

1. Die Datteln und die Aprikosen klein schneiden und in einen Mixer füllen. Die Wallnusskerne, den Kakao, die Vanille, etwa 2 EL Wasser und das Salz zugeben und alles gut mixen.
2. Aus dem Teig kleine runde Kugeln formen. Diese auf Backpapier auslegen und eine halbe Stunde ins Gefrierfach legen.
3. Anschließend können Sie die Brownies servieren.

Heidelbeertorte

Portionen: 1 Torte

Schwierigkeitsgrad: leicht

Zutaten

- 25 g Leinsamen
- 25 Sonnenblumenkerne
- 25 g Haferflocken
- 5 Datteln (entsteint)
- 35 ml Kokosöl
- 1 Banane
- 175 g Heidelbeeren
- 80 g Cashewkerne

Zubereitung

1. Die Banane schälen und in Scheiben schneiden. Die Die Heidelbeeren verlesen und waschen. Kleine noch vorhandene Stiele entfernen.
2. Die Datteln klein schneiden und in einen Mixer geben. Den Leinsamen, die Sonnenblumenkerne und die Haferflocken dazu geben und alles klein mixen.
3. 1 EL Kokosöl schmelzen und in den Mixer geben. 2 EL Wasser dazu geben. Alles noch einmal mixen. Bei Bedarf Wasser zugeben.
4. Den Teig in eine Springform geben.
5. Die Bananenstücke mit den Heidelbeeren, den Cashewkernen und 20 ml Kokosöl mischen und auf den Teig geben.
6. Die Torte 3 Stunden in das Gefrierfach stellen und dann servieren.

Kirsch-Pudding mit Karamell

Portionen: 2

Schwierigkeitsgrad: leicht

Zutaten

- 165 g Butter
- 140 g Zucker
- 225 g Kirschen
- 50 g Mehl
- 50 g Mandeln (gemahlen)
- 1 TL Backpulver

Zubereitung

1. Die Kirschen waschen und entsteinen. Einige Kirschen zum dekorieren beiseitelegen.
2. Den Backofen auf 200 Grad vorheizen (Umluft).
3. 75 g Butter zerlassen. 50 g Zucker zugeben und alles köcheln lassen bis die Masse eine goldgelbe Farbe angenommen hat.
4. Kleine feuerfeste Formen mit Butter einfetten und die Kirschen in die Formen geben.
5. Die Butter-Zuckermischung auf die Kirschen gießen.
6. Die restliche Butter mit einen Handrührgerät mit dem übrigen Zucker mischen. Mehl, Mandeln und Backpulver dazugeben. Den entstandenen Teig in die Formen füllen.
7. Die Backformen eine halbe Stunde in den Backofen stellen.
8. Kurz den Teig abkühlen lassen, dann vorsichtig mit einem Messer lösen und servieren. Die Puddings mit den zur Seite gelegten Kirschen garnieren.

Müsli-Muffins

Portionen: 6 Muffins

Schwierigkeitsgrad: leicht

Zutaten

- 100 g Dinkelmehl
- 30 g Knuspermüsli
- 125 g Beeren gemischt (Tk oder frisch)
- 1 TL Backpulver
- 1 Ei
- 1 Packung Vanillezucker
- 2 EL Ahornsirup
- 100 g Joghurt
- 50 ml Öl

Zubereitung

1. Den Backofen auf 200 Grad vorheizen (Umluft).
2. Eine Muffinform mit Butter oder Margarine einfetten.
3. Die Beeren verlesen und waschen. Verwenden Sie Tk-Ware, diese auftauen.
4. Das Mehl mit dem Backpulver und dem Knuspermüsli mischen. Das Ei dazugeben, ebenso den Vanillezucker, den Ahornsirup, das Öl und den Joghurt. Alles gut vermischen.
5. Die Beeren unterheben.
6. Eine Muffinform mit Butter oder Margarine einfetten.
7. Den Teig nun in die Formen füllen und diese eine halbe Stunde in den Backofen geben.
8. Die Muffins etwas abkühlen lassen, dann herauslösen und servieren.

Joghurt-Mandarinen-Kuchen

Portionen: 1 Kuchen

Schwierigkeitsgrad: leicht

Zutaten

- 5 Eier
- 150 g Zucker
- 150 g Mehl
- 1 Messerspitze Backpulver
- 1 TL Zitronenschale
- 9 Blätter Gelatine
- 600 g Joghurt (Fettgehalt 1,5%)
- 1 Packung Vanillezucker
- 250 g Mandarinen (1 kl. Dose)
- 600 g Sahne
- 100 g Puderzucker

Zubereitung

1. Den Backofen auf 170 Grad vorheizen (Umluft).
2. Eier und Zucker mit einem Rührbesen vermischen. Mehl, Backpulver und Zitronenschale einrühren.
3. Ein Backblech einfetten. Den Teig darauf verteilen und 10 min backen.
4. Die Gelatine in Wasser einweichen. 2 EL Joghurt dazugeben und die Masse auf dem Herd leicht erwärmen.
5. Den restlichen Joghurt mit dem Puderzucker und dem Vanillezucker vermischen. 3 EL der Masse in die Gelatine einrühren. Den Rest kalt stellen.
6. Die Mandarinen abtropfen lassen. Sahne steif schlagen.
7. Sobald die Joghurtmasse fester wird, die Sahne unterrühren und die Masse auf den Kuchen geben. Die Mandarinen darauf setzen.

Quitten-Tarte mit Streusel

Portionen: 1 Tarte

Schwierigkeitsgrad: leicht

Zutaten

- 1 kg Quitten
- 100 g Brauner Rohrzucker
- 190 g Mehl
- 110 g Butter
- 1 TL Salz
- 1 EL Kristallzucker

Zubereitung

1. Die Quitten waschen, entsteinen und vierteln.
2. Den Backofen auf 180 Grad vorheizen (Umluft).
3. Den Rohrzucker mit dem Mehl und dem Salz mischen. Die Butter etwas anwärmen und in die Mehlmischung einarbeiten. Den Streuselteig zudecken und ruhen lassen.
4. Die Quitten in einen Topf geben. Den Kristallzucker und etwas Wasser zugeben und alles einige Minuten köcheln lassen. Mit einem Sieb die Flüssigkeit entfernen.
5. Eine Tarteform mit Backpapier auslegen. Den Streuselteig darauf geben und darauf die Quitten schichten.
6. Die Tarte eine 45 Minuten in den Backofen geben, dann abkühlen lassen und servieren. Frisch geschlagene Schlagsahne oder selbstgemachte Vanillesauce dazu reichen.

Cranberry-Muffins

Portionen: 6 Muffins

Schwierigkeitsgrad: leicht

Zutaten

- 100 g Cranberrys
- 65 g Butter
- 50 g Weizenmehl
- 125 g Mehl
- 1 ½ TL Backpulver
- 1 TL Natron
- 115 g Zucker
- 1 Prise Salz
- 225 g Kürbis
- 1 Ei

Zubereitung

1. Den Backofen auf 200 Grad vorheizen (Umluft).
2. Den Kürbis 3 Min. in der Mikrowelle auf 600 Watt garen. Anschließend den Kürbis aufschneiden, in große Stücke schneiden und pürieren. Die Cranberrys waschen und halbieren.
3. Die beiden Mehle, das Backpulver, das Natron, Zucker und Salz in eine Schüssel geben und vermischen.
4. Die Cranberrys, das Kürbispüree, die Butter (zerlassen) und das Ei zugeben. Alles gut vermischen.
5. Eine Muffinform mit Butter oder Margarine einfetten.
6. Den Teig in die Formen füllen und eine halbe Stunde backen.

Granatapfeltarte

Portionen: 1 Tarte

Schwierigkeitsgrad: leicht

Zutaten

- 100 g Butter
- 200 g Mehl
- 130 g Zucker
- 1 Packung Vanillepudding
- ½ l Milch
- 60 g Mandelmus (aus dem Reformhaus)
- 250 g Granatapfelkerne
- 1 Packung Tortenguss (hell)
- 100 g Granatapfelsirup (aus dem Asia-Laden)

Zubereitung

1. Den Backofen auf 180 Grad vorheizen (Umluft).
2. Eine Tarteform mit Butter oder Margarine einfetten.
3. Butter, Mehl, 2 EL Zucker und 3 EL Wasser vermischen und in die Tarteform geben. Den Teig mit einer Gabel einstechen und 40 min backen.
4. Vanillepudding mit der Milch, dem Mandelmus und dem restlichen Zucker vermischen und auf den Teigboden auftragen.
5. Die Granatapfelkerne auf den Pudding streuen.
6. Den Tortenguss mit dem Granatapfelsirup, dem Zucker und 150 ml Wasser mischen, aufkochen lassen, etwas abkühlen und auf die Tarte auftragen.
7. Den Tortenguss fest werden lassen und dann die Tarte servieren.

Zitronenkuchen

Portionen: 1 Kuchen

Schwierigkeitsgrad: leicht

Zutaten

- 225 g Butter
- 225 g Zucker
- 3 Bio-Zitronen
- 4 Eier
- 250 g Weizenmehl
- 1 TL Backpulver
- 75 g Mandeln (gemahlen)
- 100 g Kristallzucker

Zubereitung

1. Die Zitronen heiß abwaschen und die Schale abreiben. Die Zitronen dann aufschneiden und auspressen.
2. Eine Kuchenform einfetten. Den Backofen auf 200 Grad vorheizen (Umluft).
3. Butter, Zucker, Zitronenschale und das Ei vermischen
4. Das Mehl mit dem Backpulver, den Mandeln und 2 EL Zitronensaft mischen. Die Mischung unter die Butter-Zitronenmischung heben. Den Teig in die Form geben und eine 45 Minuten backen.
5. Den Teig etwas abkühlen lassen.
6. Den übrigen Zitronensaft mit dem Zucker vermischen und auf den Kuchen geben.

Kumquat-Thymian-Kuchen

Portionen: 1 Kuchen

Schwierigkeitsgrad: leicht

Zutaten

- 150 g Kumquats
- 190 g brauner Zucker
- 175 g Butter
- 3 Eier
- 125 g Weizenmehl
- 100 g Vollkornmehl
- 1 TL Backpulver
- 1 TL Thymian (gehackt)
- 75 g Puderzucker

Zubereitung

1. Die Kumquats abwaschen und dann in einer Pfanne mit 15 g Zucker und 100 ml Wasser erhitzen und 5 min köcheln. Die Flüssigkeit abgießen und beiseite stellen.
2. Eine Kuchenform einfetten. Den Backofen auf 160 Grad vorheizen (Umluft).
3. Zucker, Butter, Eier, beide Mehle, Backpulver und Thymian mischen. Die Kumquats in den Teig geben, ebenso 2 EL des zuvor abgegossenen Saftes.
4. Die Masse in die Form füllen und den Kuchen 60 Minuten lang backen lassen. Dann aus dem Ofen nehmen, abkühlen lassen und servieren.

Holunderpfannkuchen

Portionen: 2

Schwierigkeitsgrad: leicht

Zutaten

- 12 aufgeblühte Holunderdolden (alternativ 3 Äpfel)
- 2 Eier
- 100 g Mehl
- 140 ml Milch
- 2 TL Zucker
- ½ Bio-Zitrone
- 1 Prise Salz
- etwas Puderzucker

Zubereitung

1. Die Zitrone heiß abspülen und die Schale dann abreiben.
2. Die Holunderdolden abwaschen und mit Küchenpapier trocken tupfen.
3. Die Eier trennen. Das Mehl mit der Milch und dem Eigelb vermischen. Zitronenschale, Zucker und Salz zugeben.
4. Die Eiweiße steif schlagen und unter die Teigmischung heben.
5. Die Blüten in den Teig geben. Den Teig mit einer Kelle in eine Pfanne mit heißem Butterschmalz geben. Die Pfannkuchen goldgelb backen. Mit einem Pfannenwender drehen.

Tagesplaner

Ich freue mich sehr dir noch einen Tagesplaner für deine Zeit in der Schwangerschaft anbieten zu können. Lade diesen einfach über den Link oder QR-Code herunter und drucke diesen aus. Ich hoffe dieser unterstützt dich in dieser aufregenden Zeit.

Link:
https://docs.google.com/forms/d/e/1FAIpQLSfYPrtrBGhRwYYCrYkKhVdkPcmA-rp4rHdeGRRptppyMx0BiA/viewform

QR-Code:

Haftungsausschluss

Die Umsetzung aller enthaltenen Informationen, Anleitungen und Strategien dieses (E-)Books erfolgt auf eigenes Risiko. Für etwaige Schäden jeglicher Art kann der Autor aus keinem Rechtsgrund eine Haftung übernehmen. Für Schäden materieller oder ideeller Art, die durch die Nutzung oder Nichtnutzung der Informationen bzw. durch die Nutzung fehlerhafter und/oder unvollständiger Informationen verursacht wurden, sind Haftungsansprüche gegen den Autor grundsätzlich ausgeschlossen. Ausgeschlossen sind daher auch jegliche Rechts- und Schadensersatzansprüche. Dieses Werk wurde mit größter Sorgfalt nach bestem Wissen und Gewissen erarbeitet und niedergeschrieben. Für die Aktualität, Vollständigkeit und Qualität der Informationen übernimmt der Autor jedoch keinerlei Gewähr. Auch können Druckfehler und Falschinformationen nicht vollständig ausgeschlossen werden. Für fehlerhafte Angaben vom Autor kann keine juristische Verantwortung sowie Haftung in irgendeiner Form übernommen werden.

Urheberrecht

Alle Inhalte dieses Werkes sowie Informationen, Strategien und Tipps sind urheberrechtlich geschützt. Alle Rechte sind vorbehalten. Jeglicher Nachdruck oder jegliche Reproduktion – auch nur auszugsweise – in irgendeiner Form wie Fotokopie oder ähnlichen Verfahren, Einspeicherung, Verarbeitung, Vervielfältigung und Verbreitung mit Hilfe von elektronischen Systemen jeglicher Art (gesamt oder nur auszugsweise) ist ohne ausdrückliche schriftliche Genehmigung des Autors strengstens untersagt. Alle Übersetzungsrechte vorbehalten. Die Inhalte dürfen keinesfalls veröffentlicht werden. Bei Missachtung behält sich der Autor rechtliche Schritte vor.

Impressum

© MK

2020

1. Auflage

Alle Rechte vorbehalten

Nachdruck, auch in Auszügen, nicht gestattet.

Kein Teil dieses Werkes darf ohne schriftliche Genehmigung des Autors in irgendeiner Form reproduziert, vervielfältigt oder verbreitet werden.

Kontakt: Matthias Kronawitter, Schnieglinger Str. 94, 90419 Nürnberg

Printed in Poland
by Amazon Fulfillment
Poland Sp. z o.o., Wrocław

71519772R00128